Dietmar Kubach

studierte Naturwissenschaften, Pädagogik und Fachdidaktik und ist seit über 25 Jahren bei Pfizer im Bereich Kommunikation und innovative Gesundheitsprojekte tätig. Schwerpunkt: Erarbeitung und Umsetzung praxisorientierter Konzepte patientenfreundlichen Kommunikation.

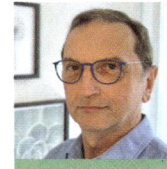

Andreas Stockert

ist seit zehn Jahren selbstständig als Facharzt für Neurologie und seit 25 Jahren fasziniert von diesem Fachgebiet und der Kommunikation mit den Menschen, die im im Praxisalltag begegnen.

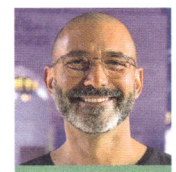

DER HERAUSGEBER

Dr. rer. nat. Sven Caßens

engagiert sich seit mehr als 20 Jahren für mehr Partnerschaft im Gesundheitswesen. Sein Team und er beschäftigen sich bei Pfizer mit der Konzeption und Umsetzung von Gesundheitsprojekten zur Verbesserung der Patientenversorgung.

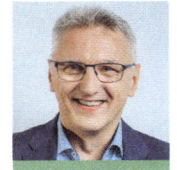

DER ILLUSTRATOR

Werner Tiki Küstenmacher

Jahrgang 1953, verheiratet mit der Autorin Marion Küstenmacher. Gelernter evangelischer Pfarrer und Journalist. Seit seiner Kindheit ist er als Karikaturist tätig und hat bis heute rund 125 Bücher veröffentlicht.

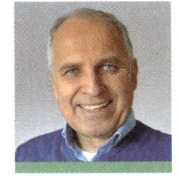

Vorwort

Noch ein Buch zum Thema Arzt-Patienten-Kommunikation? Gibt es nicht schon stapelweise Literatur zu diesem Thema? Ist nicht schon alles gesagt beziehungsweise geschrieben?

Warum also dieser Ratgeber? Weil die Gespräche zwischen Mitarbeitenden im Gesundheitswesen und Patienten ein wichtiger Faktor für eine erfolgreiche Behandlung sind. Und weil wir davon überzeugt sind, dass positive Veränderungen im kommunikativen Bereich viel zu einem guten gegenseitigen Verständnis beitragen.

Nun waren Sie vielleicht gerade auf der Suche nach kurzen, praxiserprobten Anregungen ohne theoretischen Ballast? Herzlichen Glückwunsch! Sie halten genau das Buch in den Händen, wonach Sie gesucht haben: eine übersichtliche Sammlung relevanter Tipps, wie gute Gespräche zwischen Behandelnden und Patienten gelingen können.

Unsere Anregungen beruhen auf den Alltagserfahrungen der Autoren sowie medizinischen Fortbildungen rund um das Thema Arzt-Patienten-Kommunikation. Dabei erheben wir keinen Anspruch auf Vollständigkeit und wissenschaftliche Exaktheit.

DR. SVEN CAßENS (HRSG.)

WIR VERSTEHEN UNS!?

Die Kunst der guten Kommunikation zwischen Arzt und Patient

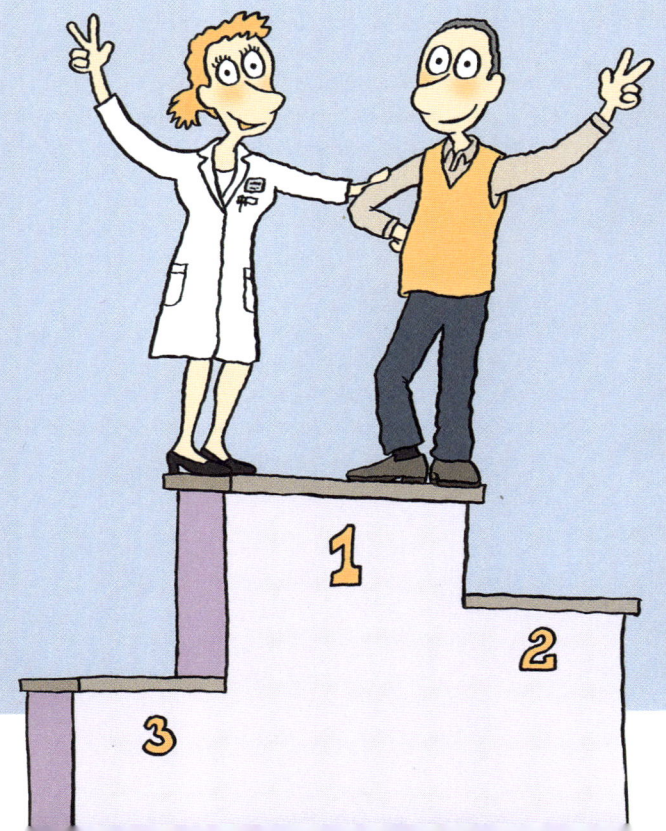

DIE AUTOREN

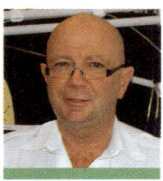

Dieter Cullmann
ist seit über 25 Jahren Facharzt für Allgemeinmedizin. Die Kommunikation mit seinen Patienten hat für ihn einen hohen Stellenwert. Patienten- und Serviceorientierung sind gelebte Bausteine seines täglichen Handelns.

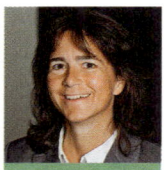

PD Dr. med. Jacqueline Detert
war 20 Jahre als Ärztin und Wissenschaftlerin in der Onkologie und Rheumatologie an der Berliner Charité tätig. Seit 2017 praktiziert sie als niedergelassene Ärztin in Templin. Im täglichen Wirken ist für sie eine einfühlsame Patientenkommunikation von besonderer Bedeutung.

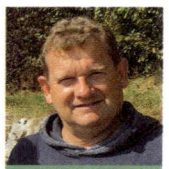

Dr. rer. nat. Hans-Joachim Greiler
hat seine Leidenschaft zum Beruf gemacht. Als Kommunikationsexperte bei Pfizer fokussiert er auf die alltäglichen Herausforderungen in der Kommunikation mit Patientinnen und Patienten.

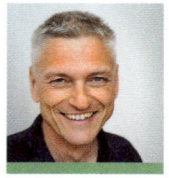

Dr. med. Dirk Höppner
ist onkologisch tätiger Urologe. Bis 2013 war er leitender Arzt der Urologie und des Prostatazentrums im Bundeswehrkrankenhaus Berlin. Er ist Fachexperte für Prostatazentren und Mitglied des Zertifizierungsausschusses der Deutschen Krebsgesellschaft.

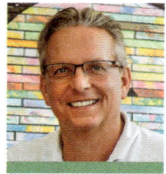

Dr. med. Jan-Peter Jansen
ist Facharzt für Anästhesie. Seit 15 Jahren leitet er das Schmerzzentrum Berlin und seit 2017 als Chefarzt auch die Schmerzklinik Berlin. Sein Schwerpunkt liegt im interdisziplinären Ansatz in der Schmerztherapie.

In den ersten drei Kapiteln betrachten wir unterschiedliche Gesprächsszenarien aus der Perspektive der Behandelnden. Das vierte Kapitel widmet sich der Patientenperspektive. Bestimmt hilft der Blickwinkel Ihres Gegenübers zu einem besseren gegenseitigen Verständnis.

Wir laden Sie herzlich dazu ein, sich inspirieren zu lassen, bereits Bekanntes zu reaktivieren und Neues auszuprobieren.

Viel Spaß beim Lesen und Entdecken.

HINWEIS:
>> *Um die Lesbarkeit möglichst angenehm zu gestalten, verwenden wir die männliche Bezeichnung für Personen. Selbstverständlich sind auch alle diejenigen darin eingeschlossen, die sich einem anderen Geschlecht zugehörig fühlen.*

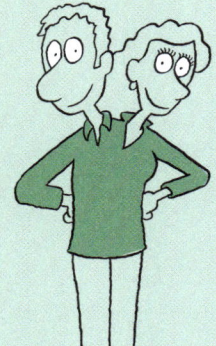

INHALT

9 KAPITEL 1
Tipps für gute Gespräche in der Praxis oder in der Klinik

38 KAPITEL 2
Tipps für gelingende Telefongespräche zwischen Arzt und Patient

68 KAPITEL 3
Tipps für erfolgreiche Videosprechstunden

99 KAPITEL 4
Tipps für Patienten: Gute Gespräche mit Ihrem Arzt

126 SERVICE
Weiterführende Literatur
Impressum und GU-Garantie

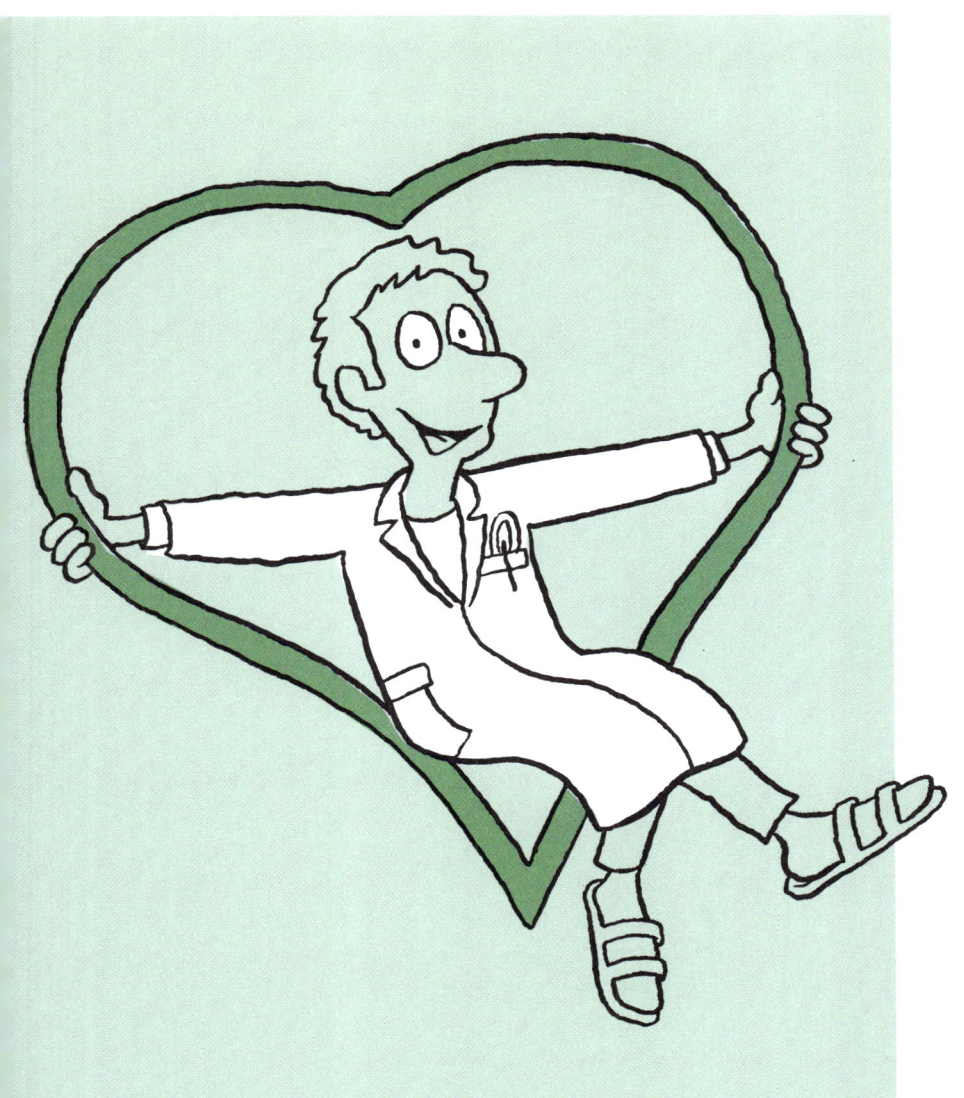

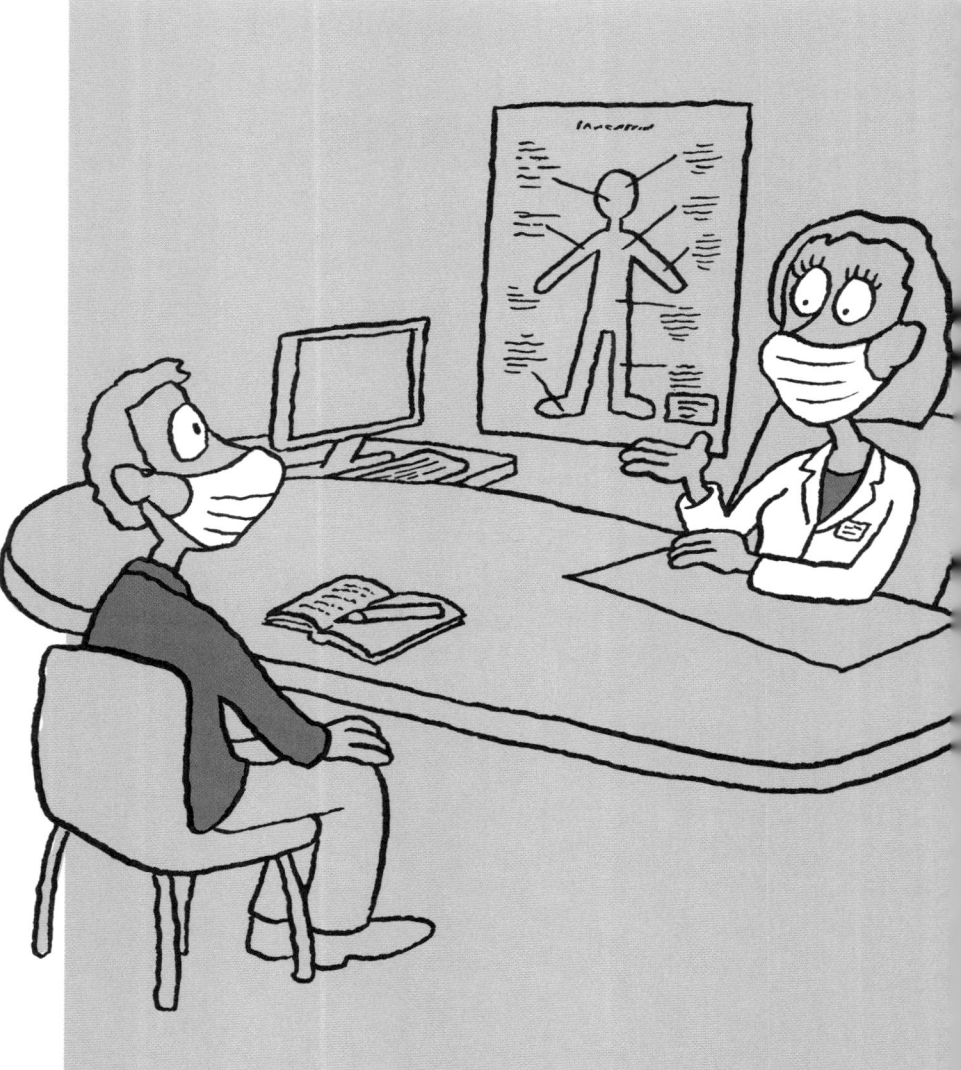

TIPPS FÜR GUTE GESPRÄCHE IN DER PRAXIS ODER IN DER KLINIK

Eine gute Kommunikation kommt nicht einfach so zustande. Die beste Voraussetzung dafür ist die bewusste Entscheidung aller am Gespräch Beteiligten dafür, erfolgreich miteinander kommunizieren zu *wollen*. Dazu muss das gesamte Praxis- oder Klinikteam das Thema Kommunikation mit Herzblut leben und stets nach noch besseren Lösungen suchen. So kann ein Klima entstehen, in dem sich der Patient angenommen fühlt und eine vertrauensvolle Beziehung zu seinem Arzt erwächst.

TIPP 01

Sorgen Sie für einen guten ersten und guten letzten Eindruck

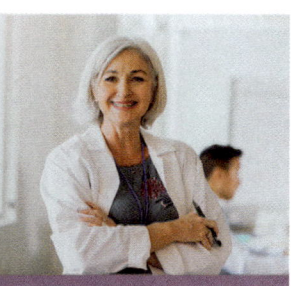

»Der erste Eindruck ist entscheidend und der letzte bleibt« lautet ein bekanntes Sprichwort. Wenn Sie diesen Gedanken aus der Perspektive Ihrer Patienten betrachten, wird es Ihnen leichtfallen, für eine ansprechende Gesprächsatmosphäre zu sorgen. »Zwischen-Tür-und-Angel-Gespräche« schaffen kein Umfeld für eine vertrauensvolle Kommunikation.

→ Begrüßen Sie Ihren Patienten mit seinem Namen und sprechen Sie ihn im weiteren Verlauf immer wieder mal damit an.
→ Ein freundliches Lächeln wirkt Wunder und entspannt Ihren Patienten.
→ Beim Erstkontakt ist eine kurze Vorstellung Ihrer Person und Ihrer Rolle sinnvoll.
→ Verabschieden Sie Ihren Patienten mit einer positiven Aussage.

Hallo. Um was geht's? Ich habe heute wenig Zeit. Schießen Sie mal los! ...

Guten Tag, Herr Blanke. Wir haben uns lange nicht mehr gesehen. Was führt Sie denn heute zu mir?

WOW!

Sprechen Sie verständlich für Laien

Medizinischer Fachjargon ist für viele Patienten ein Buch mit sieben Siegeln. Unverständliche Begriffe schaffen Distanz und führen möglicherweise zu Verunsicherung.

- → Passen Sie Ihr Gesprächsniveau immer Ihrem Gegenüber an.
- → Sprechen Sie so mit Ihrem Patienten, dass er eine gute Chance hat, Sie zu verstehen.
- → »Übersetzen« Sie medizinische Fachausdrücke in Umgangssprache.
- → Fachsprache kann verwirren und zu Missverständnissen führen.

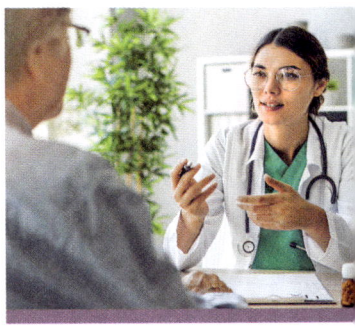

Ihr CHA_2DS_2-VASc Score zeigt ein hohes Risiko für einen apoplektischen Insult ...

Wenn ich mir die Ergebnisse so anschaue, werden wir heute darüber sprechen, wie wir Ihr Schlaganfallrisiko senken können ...

SPRACHE SCHAFFT NÄHE!

TIPP 03

Geben Sie
Ihren Gesprächen Struktur

Weder Sie noch Ihr Patient sind zufrieden, wenn Gespräche ohne Richtung dahinplätschern und viel Zeit kosten. Außerdem fühlen sich viele Patienten überfordert, wenn es darum geht, die Fülle der Informationen zu behalten. Helfen Sie ihnen dabei – zum Vorteil für alle.

→ Setzen Sie für Ihr Gespräch immer inhaltliche Schwerpunkte.
→ Binden Sie den Patienten ein und fragen Sie, welches Thema für ihn im Vordergrund steht.
→ Künden Sie wichtige Aspekte explizit im Gespräch an.
→ Fokussieren Sie Ihren Patienten und erhöhen Sie damit seine Aufmerksamkeit. Wichtiges wird so besser behalten.

Heute möchte ich mit Ihnen zwei Punkte besprechen. Erstens: Wie ist Ihr aktueller Impfstatus? Zweitens: Welche Impfung steht aktuell an? Fangen wir mit dem Impfstatus an...

Was jetzt kommt, ist besonders wichtig! Beachten Sie bei der Einnahme Folgendes:...

RAHMEN SETZEN

TIPP 04

Helfen Sie dem Patienten mit Ihren Notizen

Gespräche mit Patienten können komplex sein und viele unterschiedliche Aspekte enthalten. Viele erinnern sich zu Hause nicht mehr genau an das Gesagte und orientieren sich an dem, was sie verstanden haben. Das kann mitunter fatal sein.

- → Schreiben Sie Ihrem Patienten wichtige Informationen kurz auf.
- → Das ist für Sie wenig Aufwand, aber Sie erzielen damit große Wirkung.

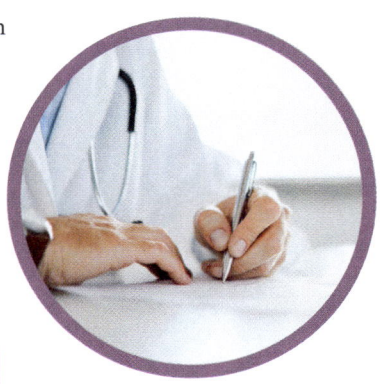

Die richtige Einnahme der Schmerztabletten ist sehr wichtig. Ich schreib's Ihnen kurz auf. Dann haben Sie es Schwarz auf Weiß ...

Ich schicke Ihnen hier einen Link zu einem Film, in dem die Entstehung von Rheuma sehr schön erklärt wird ...

REDEN IST SILBER, SCHREIBEN IST GOLD.

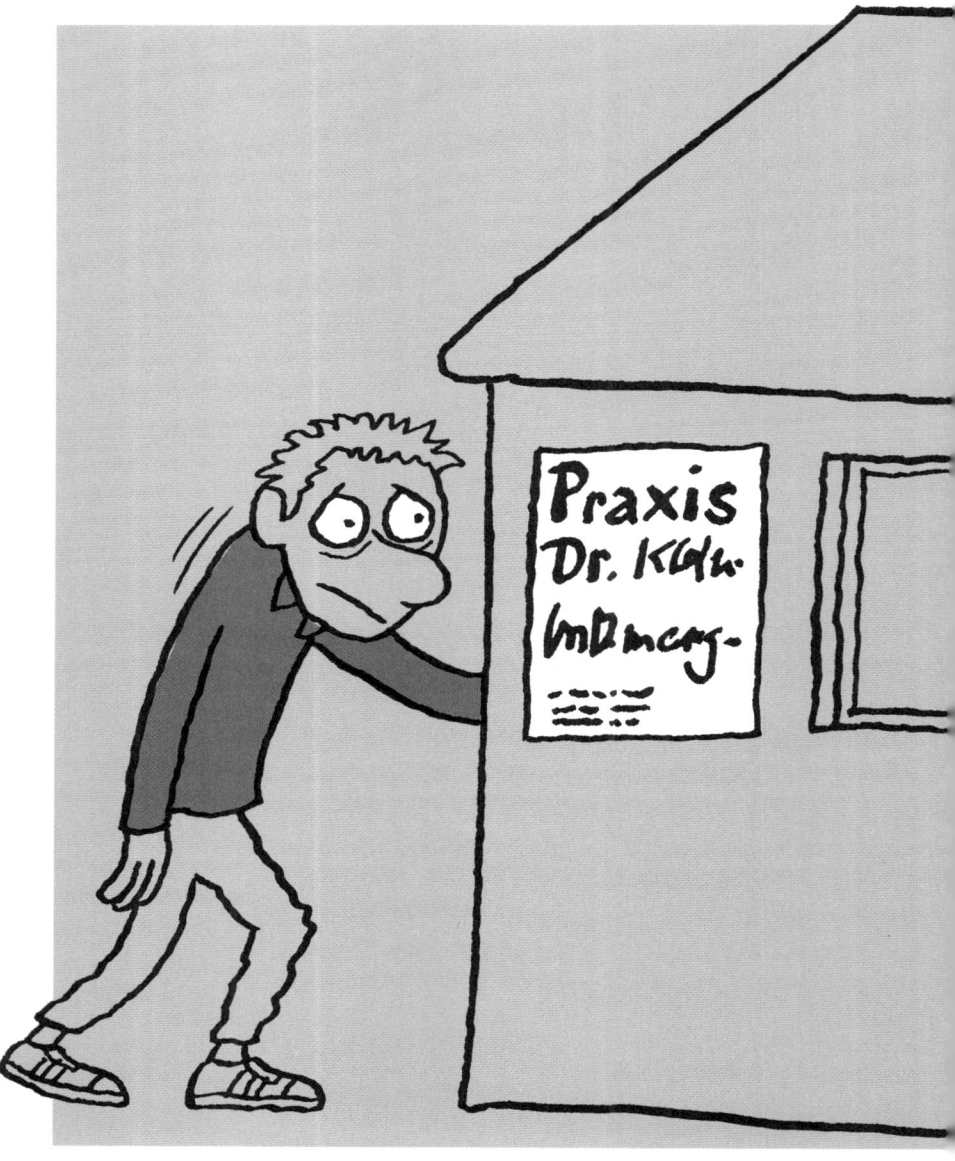

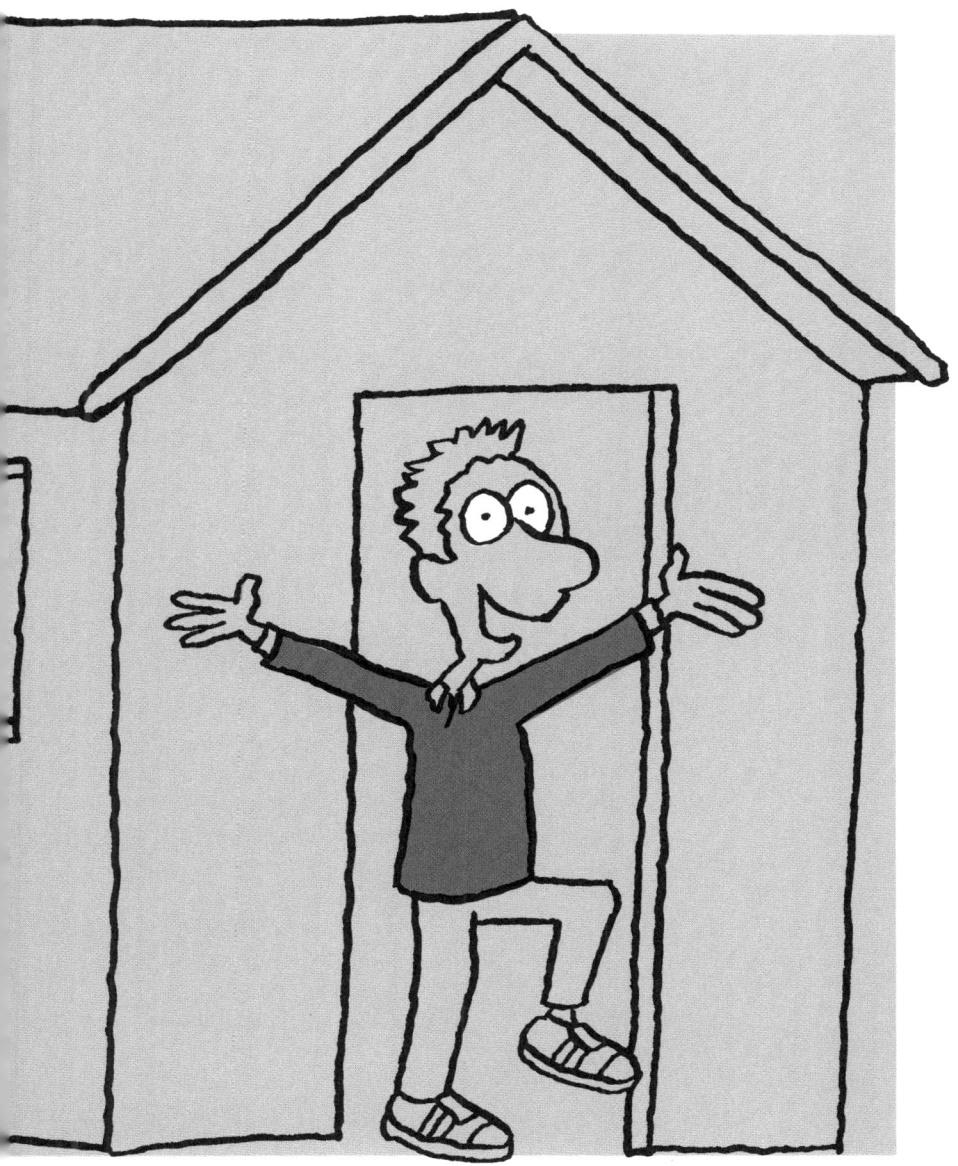

TIPP 05

Bauen Sie Brücken

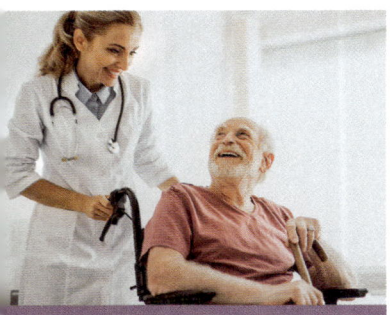

Sie kennen bestimmt Situationen, in denen Sie kritische Themen adressieren wollen, ohne zu direkt zu sein. Mit der sogenannten Stellvertreter-Technik finden Sie elegant Zugang zum Patienten, gerade wenn es um unbequeme Themen geht.

> *Und dass Sie mir ja die Tabletten regelmäßig einnehmen! Nicht wahr, Herr Vollmer?*

> *Ich behandle öfter Patienten mit ähnlichen Beschwerden wie Ihre. Hier erlebe ich, dass diese immer wieder mal die Medikamenteneinnahme vergessen. Kennen Sie das auch von sich? ... Was könnte Ihnen helfen, daran zu denken?*

EINEN ZUGANGSCODE FINDEN!

TIPP 06

Halten Sie Blickkontakt

Computer sind unentbehrliches Zubehör in jeder medizinischen Einrichtung. Häufig entsteht allerdings durch den Bildschirm eine Barriere, die die Nähe zum Patienten erschwert. Mund-Nasen-Masken wirken zusätzlich als Kommunikationsbremse. Umso wichtiger ist es, Präsenz im Gespräch zu zeigen: durch Blickkontakt.

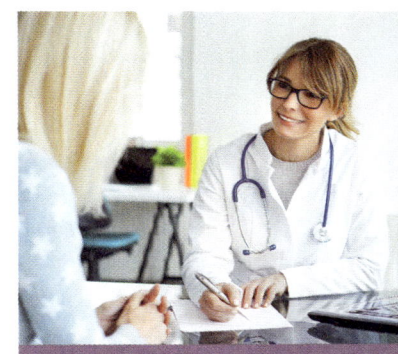

→ Blickkontakt schafft Nähe und Vertrauen.
→ Sie können die Körpersprache Ihres Patienten leicher lesen.
→ Die Maske schafft Distanz. Ihr Gegenüber kann Ihre Emotionen nicht wahrnehmen.
→ Ein Teil Ihrer Mimik geht verloren. Ihre Lippen können nicht »gelesen« werden.

DESHALB:
›› *Nehmen Sie immer wieder Blickkontakt auf.*
›› *Sprechen Sie betont »mit den Augen«.*
›› *Setzen Sie unterstützende Gestik ein.*

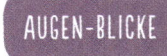

TIPP 07

Fangen Sie Dauerredner elegant ein

Sie kennen Patienten, die ein ausgeprägtes Mitteilungsbedürfnis haben und möglicherweise den Zeitrahmen des Gesprächs sprengen könnten. Übernehmen Sie die Führung.

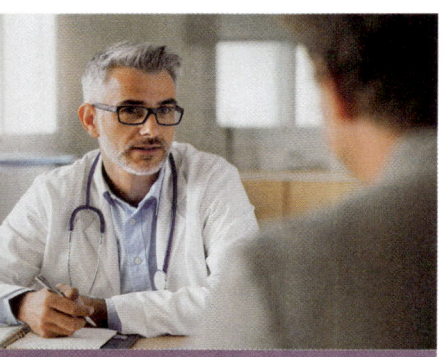

So klappt es meistens:
Aktives Zuhören – Sprechpause abwarten – geschlossene Frage stellen – Initiative übernehmen.

AKTIVES ZUHÖREN:
»Darf ich kurz zusammenfassen, was ich bisher verstanden habe, Herr Meier?«

GESCHLOSSENE FRAGE STELLEN (JA/NEIN):
»Ist das so richtig?«

INITIATIVE ÜBERNEHMEN:
»Gut, jetzt habe ich noch eine wichtige Frage: Wie kommen Sie mit dem neuen Medikament zurecht?«

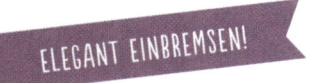

ELEGANT EINBREMSEN!

TIPP 08

Zeigen Sie etwas!

In der »Sprechstunde« steht im wahrsten Sinn des Wortes das Sprechen im Vordergrund. Und doch ist es oft sinnvoll, auch den visuellen Aufnahmekanal Ihres Patienten zu bedienen. Denn »Bilder sagen mehr als tausend Worte«.

→ Durch »hören und sehen« bleibt bei Ihren Patienten mehr hängen.
→ Bilder erleichtern Ihnen Ihre Arbeit.
→ Sie funktionieren über Sprachgrenzen hinweg.

DESHALB:
>> *Nutzen Sie bildliche Darstellungen.*
>> *Fertigen Sie selbst Skizzen an.*
>> *Geben Sie Tipps zu validen Internetseiten.*

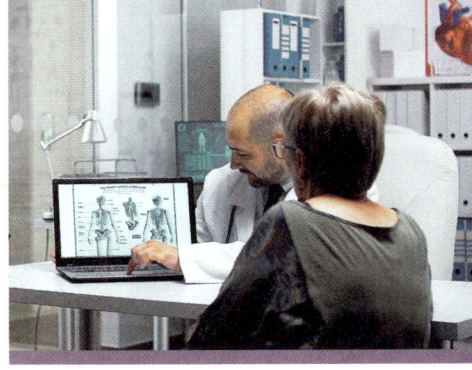

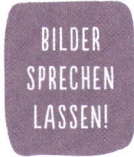

BILDER SPRECHEN LASSEN!

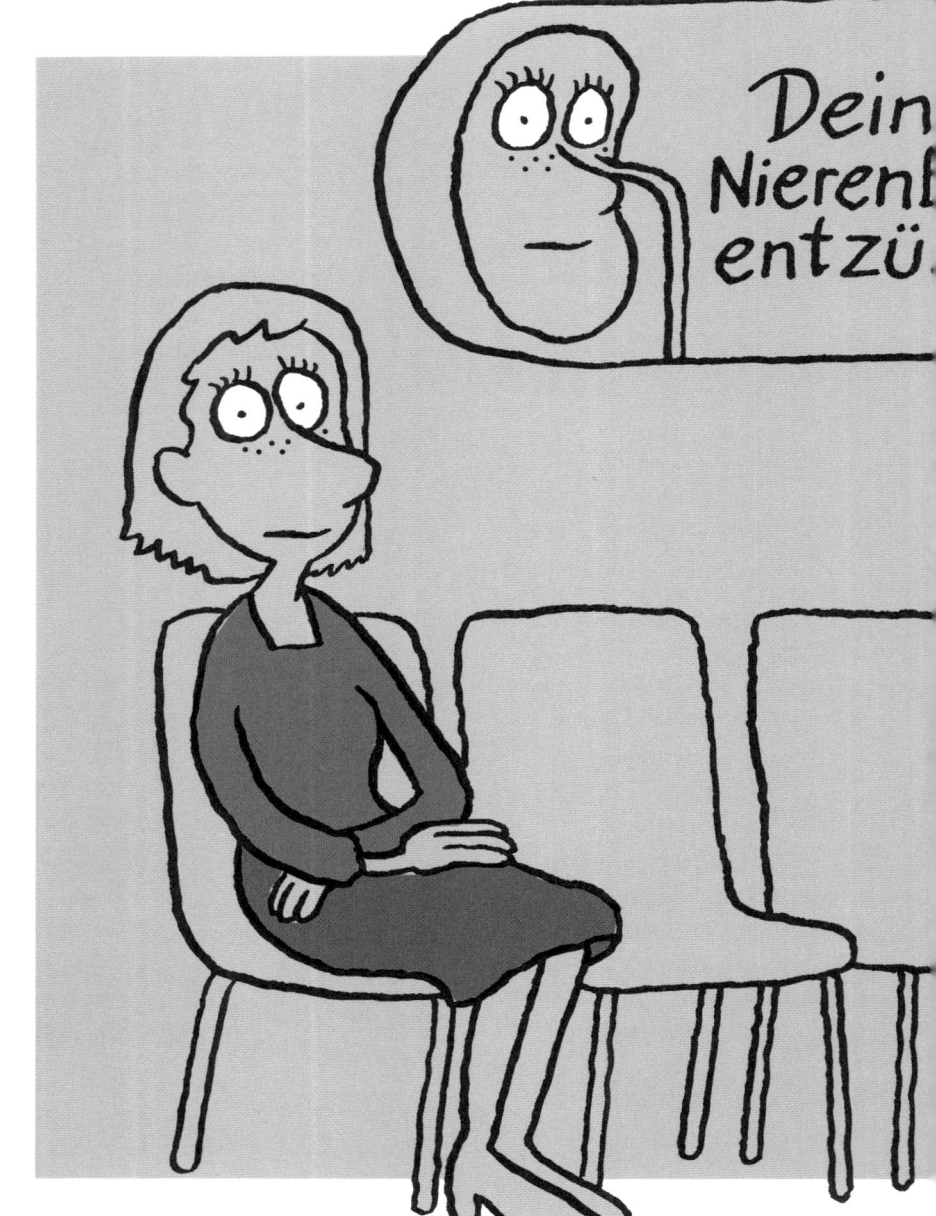

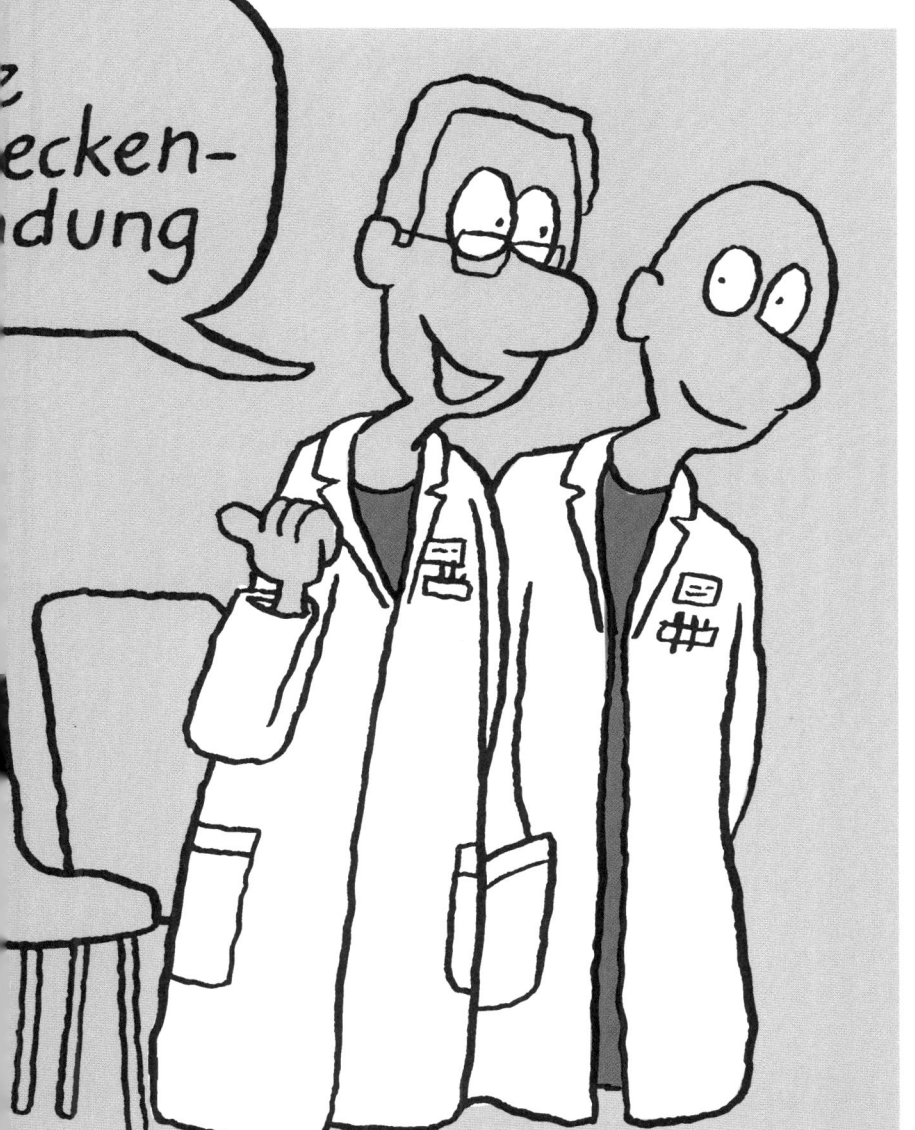

TIPP 09

Formulieren Sie klar!

Oft versuchen Patienten bei dem, was Sie ihnen mitteilen, auch zwischen den Zeilen zu lesen. Sprechen Sie daher so, dass wenig Spielraum für Spekulationen bleibt.

→ Je klarer Sie formulieren, desto besser versteht Ihr Patient, was zu tun ist.
→ Nutzen Sie eine positive Sprache und vermeiden Sie abschwächende Formulierungen und Konjunktive.
→ Mit »Wischiwaschi«-Ansagen und -Aussagen helfen Sie Ihren Patienten nicht weiter, sondern verwirren diese möglicherweise.

Das Ergebnis sieht prinzipiell ganz gut aus.

Im Laborbefund sind alle Werte im Normbereich.

EIN- ODER ZWEIDEUTIG?

Stellen Sie wertschätzend Verständnis sicher

Haben Sie sich im Patientengespräch schon mal gefragt: Ist das, was ich vermitteln wollte, auch richtig angekommen? Denn: Wahr ist nicht, was Sie sagen, sondern was Ihr Gegenüber verstanden hat (zumindest für den Patienten).

→ Da Sie als Sender der Nachricht dafür verantwortlich sind, dass Ihre Botschaft auch angekommen ist, lohnt es sich nachzufragen.
→ Stellen Sie, ohne Druck auszuüben, sicher, dass Ihr Patient Sie richtig verstanden hat.
→ Stellen Sie offene Fragen, sogenannte W-Fragen.

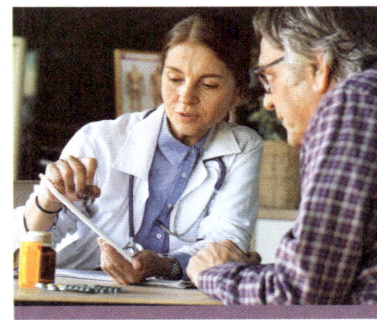

Und – haben Sie jetzt endlich verstanden, wie Sie das Medikament einnehmen sollen?

Nur um sicher zu sein, dass ich es verständlich erklärt habe: Wie sollen Sie Ihr Medikament einnehmen?

ALLES KLAR?

TIPP 11

Lassen Sie Ihre Patienten reden – erfahren Sie mehr

Es zeigt sich immer wieder, dass ein Patient selten länger sprechen will, als es der Arzt vielleicht vermutet. Hören Sie ihm zu. Gestalten Sie den Gesprächseinstieg offen und lassen Sie ihn ausreden.

→ Im Durchschnitt werden Patienten nach circa 18 Sekunden von ihrem Arzt unterbrochen.
→ Möglicherweise gehen so wertvolle Informationen für die Behandlung verloren.
→ Also: Etwas zu warten kann zeitraubendes Nachfragen ersparen.
→ Die gute Nachricht: Ausführungen des Patienten dauern oft nicht länger als 90 Sekunden.

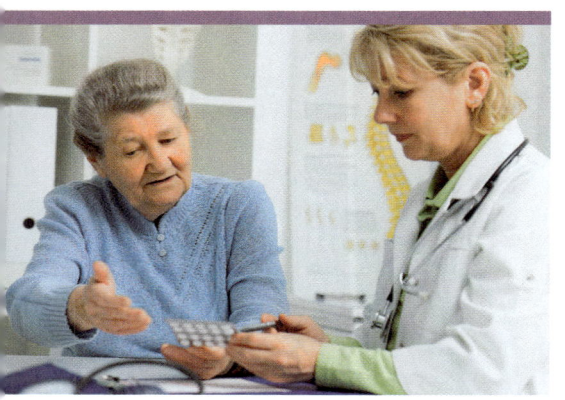

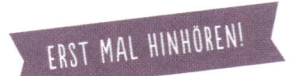

ERST MAL HINHÖREN!

Setzen Sie bewusst Körpersprache ein

Nicht nur, WAS Sie sagen, sondern auch, WIE Sie etwas sagen, hat einen großen Einfluss auf den Zuhörer. Im schlimmsten Fall kann eine negativ wirkende Körpersprache eine positive Aussage zunichtemachen.

- → Denken Sie daran: Sie wirken immer (!) – positiv oder negativ.
- → Unterstützen Sie Ihre gesprochenen Worte mit stimmiger Mimik und Gestik.

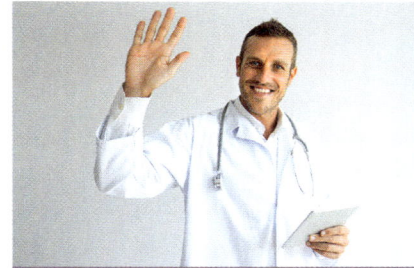

DESHALB:

>> *Wenn Sie eilig ins Sprechzimmer stürmen und schon auf dem Weg zu Ihrem Schreibtisch der Patientin ein »Schießen Sie schon mal los!« zurufen, trägt das kaum zu einer entspannten und vertrauensfördernden Gesprächsatmosphäre bei – im Gegenteil.*

>> *Ganz anders wirkt es, wenn Sie an Ihrem Arbeitsplatz mit offener Körperhaltung und zugewandtem Blickkontakt zur Patientin das Gespräch eröffnen.*

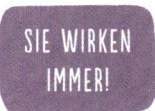

SIE WIRKEN IMMER!

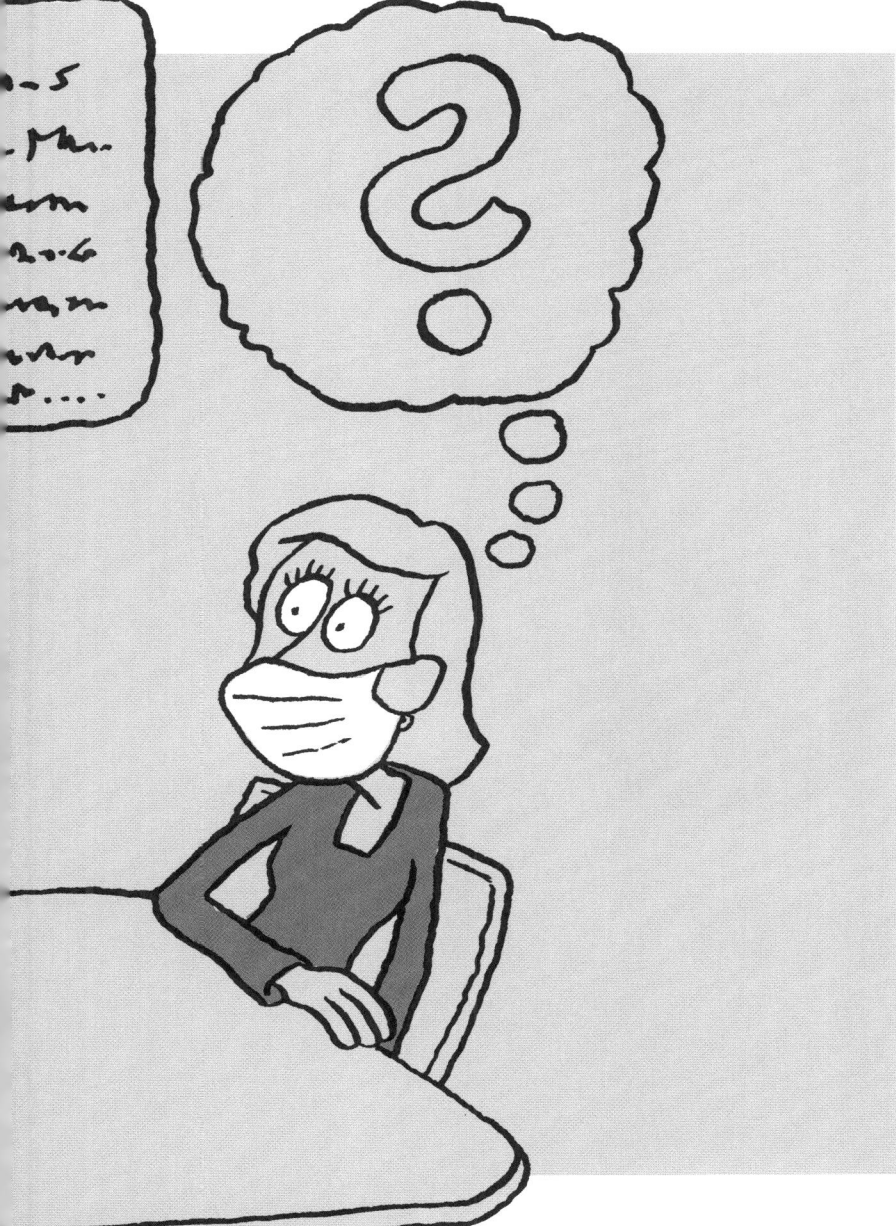

TIPP 13

Nehmen Sie bei Bedarf die Vogelperspektive ein

Wenn Ihr Dialog mit dem Patienten gut läuft und Sie keine atmosphärischen Störungen wahrnehmen, ist das für alle Beteiligten sehr angenehm.

Manchmal aber läuft es nicht ganz rund. Sie drehen sich im Kreis oder reden aneinander vorbei. Dann lohnt es sich, kurz innezuhalten und zu sagen, was Sie in dem Moment fühlen. Beim Wechsel in die sogenannte Metaebene reden Sie darüber, wie das Gespräch aus Ihrer Perspektive gerade läuft. Das kann helfen, Missverständnisse aufzuheben und emotional aufgeladene Situationen zu versachlichen.

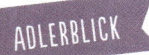

ADLERBLICK

Frau Müller, ich habe den Eindruck, dass meine Erklärungen zur geplanten Impfung nicht wirklich bei Ihnen ankommen und wir uns ständig im Kreis drehen. Was könnte Ihnen helfen, dass wir zu einer guten Entscheidung kommen?

Mit »Ich-Botschaften« mehr erreichen

»Du-Botschaften« fühlen sich für den Patienten unangenehm an. Sie wirken eher bedrohlich und von oben herab. Und sie fordern zum Widerstand und zu Rechtfertigungen heraus.

- → Sätze wie »Sie sind immer so unzuverlässig mit der Einnahme Ihres Gerinnungshemmers« wird sich wohl kein Patient gefallen lassen.
- → »Ich-Botschaften« lassen ein Klima der Offenheit entstehen. Sie sind beschreibend formuliert und ohne Wertung, die Widerspruch auslösen könnte.

SCHRITT 1:
Sprechen Sie darüber, was Sie wahrnehmen – ohne Wertung. »Mir ist aufgefallen, dass Sie Ihre Medikamente zum wiederholten Mal nicht eingenommen haben.«

SCHRITT 2:
Sagen Sie, was diese Beobachtung bei Ihnen auslöst. So entsteht Betroffenheit, keine Anklage. »Es ärgert mich, weil wir darüber oft gesprochen haben und ich mir Sorgen um Sie mache.«

SCHRITT 3:
Formulieren Sie eine Bitte, auf die sich Ihr Patient einlassen kann. »Wie können Sie denn bitte die Tabletteneinnahme sicherstellen?«

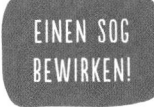

EINEN SOG BEWIRKEN!

TIPP 15

Mit dem Patienten, nicht über ihn sprechen

Einige Ihrer Patienten kommen in Begleitung. Ihnen eröffnet das eventuell mehr Zugang zum Patienten. Die Begleitperson kann beim Verstehen und Umsetzen der Therapie unterstützen.

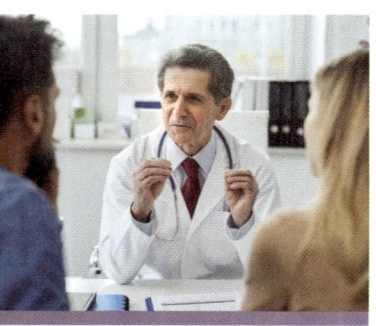

- → Begrüßen Sie den Patienten und seine Begleitung und stellen Sie sich gegebenenfalls kurz vor.
- → Erkundigen Sie sich nach dem Beziehungsverhältnis der Begleitperson.
- → Sprechen Sie nicht ÜBER den Patienten, sondern MIT ihm.

Herr Müller, hatten wir das abgesprochen, dass Sie heute jemand mitbringen?

Herr Müller, schön, dass Sie heute in Begleitung kommen. Wen haben Sie denn mitgebracht?

PATIENTEN-TANDEM

Souverän deeskalieren

Manchmal nehmen Gespräche einen unangenehmen Verlauf, zum Beispiel, wenn ein Patient aggressiv mit der Tür ins Haus fällt. Dies hat jedoch in der Regel nichts mit Ihnen oder Ihrem Team als Person zu tun. Also: nicht alles persönlich nehmen.

So klappt es meistens:
Wenn Patienten etwa wegen einer zu langen Wartezeit aufbrausen, haben Sie mit der Kopf-Herz-Mund-Methode gute Chancen, die Situation zu entspannen.

KOPF:
Unterdrücken Sie einen ersten Impuls zur Gegenreaktion und bewahren Sie einen kühlen Kopf. Zählen Sie gedanklich bis drei.

HERZ:
Zeigen Sie Verständnis. Gehen Sie freundlich auf Ihren Gesprächspartner ein: »Es tut mir leid, dass Sie so lange warten mussten. Ich weiß, das ist unangenehm für Sie …«

MUND:
Sprechen Sie mit Ihrem Patienten über eine akzeptable Lösung: »Es wird sicher noch ein Weilchen dauern; wollen Sie noch kurz eine Erledigung machen oder sich wieder ins Wartezimmer setzen?«

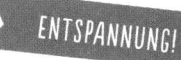

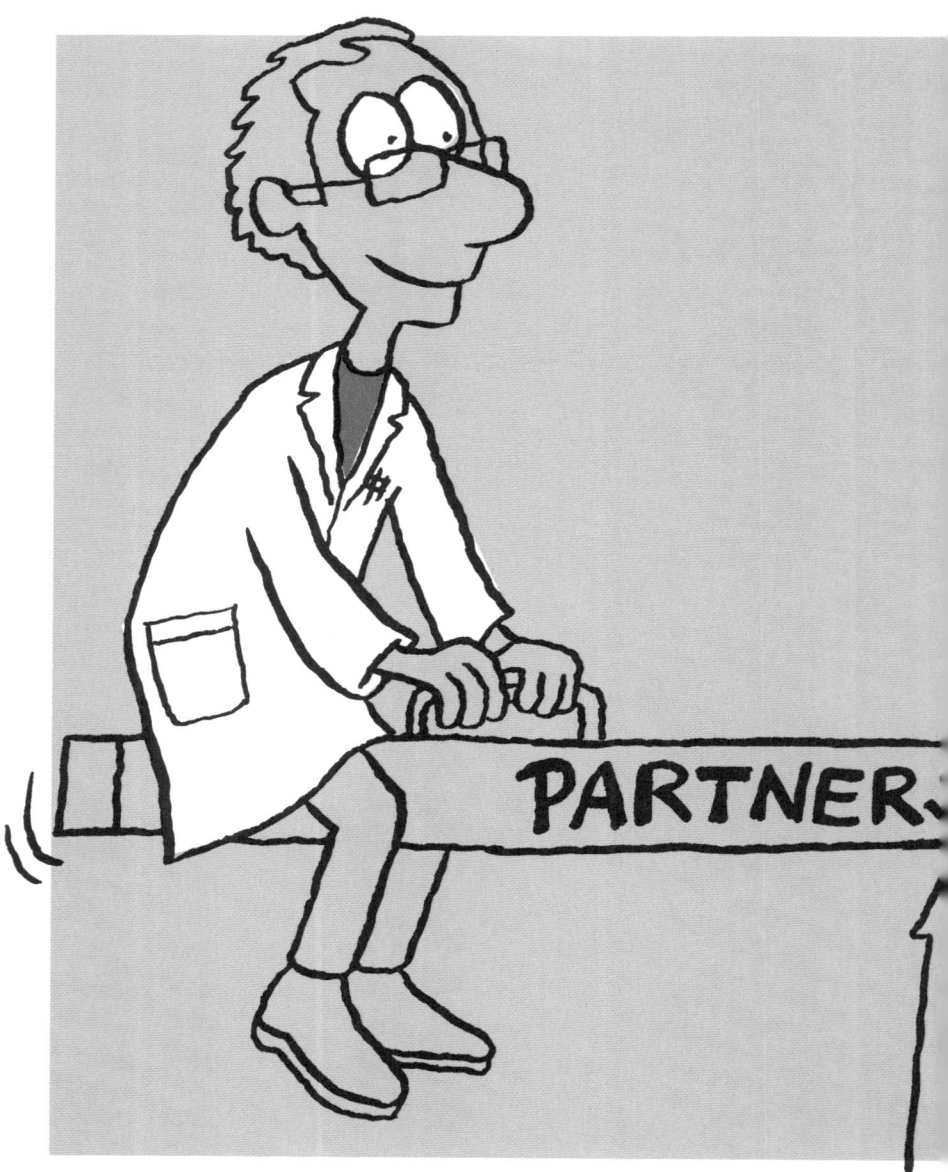

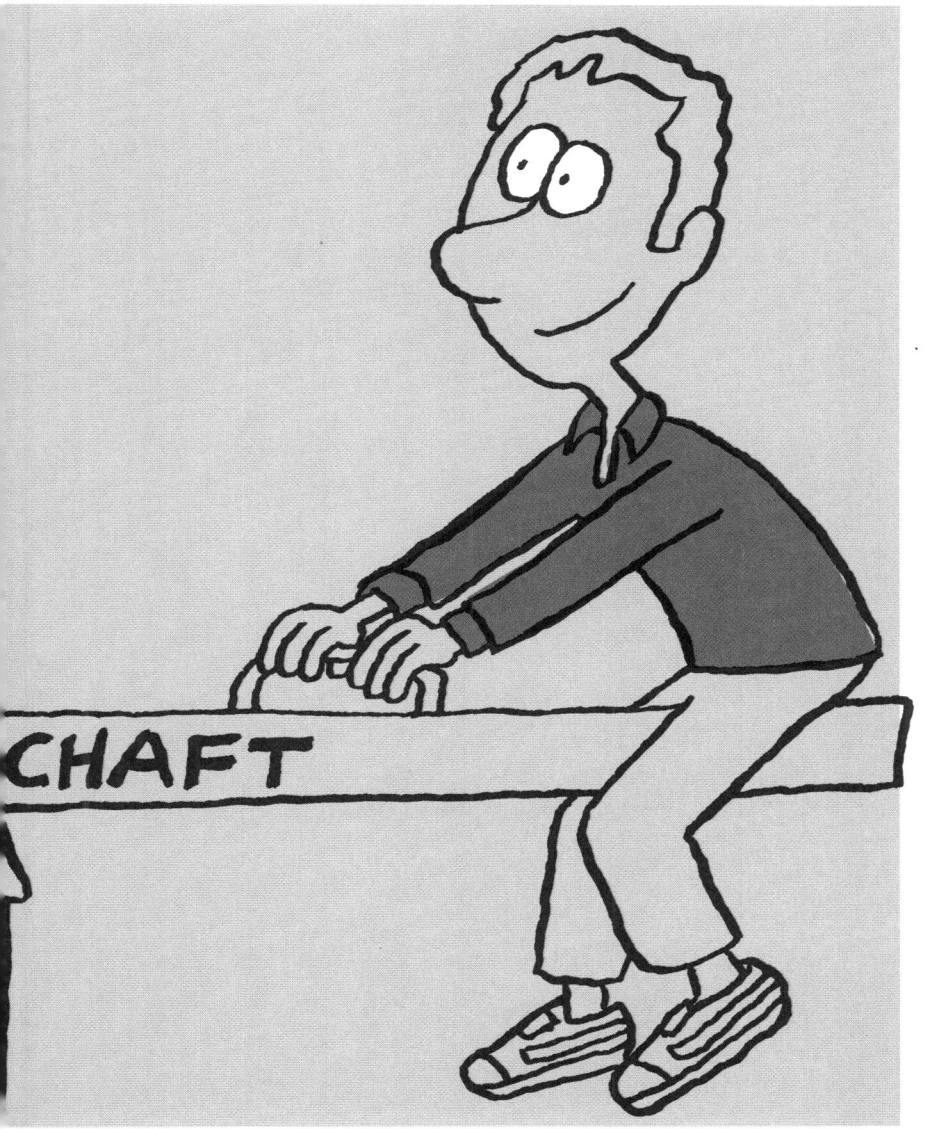

TIPP 17

Sagen Sie
die ganze Wahrheit

Gerade bei sehr schwerwiegenden Diagnosen erscheint die Wahrheit für den Patienten erdrückend. Und oft sind es die Angehörigen, die ihre Liebsten mit Halbwahrheiten schützen wollen. Doch gilt: Die Wahrheit ist das Fundament einer Zusammenarbeit auf Augenhöhe.

→ Nur die Wahrheit gibt dem Patienten die Chance, therapeutische Maßnahmen abzuwägen und zu akzeptieren.
→ Unwahrheiten oder Halbwahrheiten zerstören das Vertrauen des Patienten nachhaltig.

WIE?
›› *Heben Sie Positives an verfügbaren Daten, Fakten und Erfahrungen hervor.*
›› *Nähern Sie sich gemeinsam der Krankheit, indem Sie einen gangbaren Weg aufzeigen.*
›› *Vereinbaren Sie zeitnahe neue Termine, um Phasen der Unsicherheit zu verkürzen.*
›› *Stehen Sie als Ansprechpartner zur Verfügung: »Sie können mich gerne jederzeit anrufen oder anschreiben, wenn Sie eine Frage haben.«*

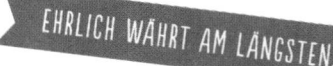
EHRLICH WÄHRT AM LÄNGSTEN.

Unterstützen Sie beeinträchtigte Patienten

Manchmal wird die Kommunikation mit Patienten durch funktionelle Gegebenheiten beeinträchtigt. So kann zum Beispiel ein eingeschränktes Seh- oder Hörvermögen zu Kommunikationsstörungen und Missverständnissen führen. Einfache Maßnahmen können helfen.

- → Erinnern Sie im Vorfeld an das Mitbringen einer Brille oder an das Hörgerät.
- → Halten Sie Universalbrillen oder Lupen bereit.
- → Achten Sie auf angemessene Schriftgrößen Ihrer Unterlagen für Patienten.
- → Sprechen Sie laut und deutlich (nicht anschreien!) und in einem angemessenen Tempo.
- → Halten Sie Blickkontakt, das ermöglicht gegebenenfalls das Lippenlesen.
- → Nutzen Sie Bilder zur Visualisierung.
- → Stellen Sie Verständnisfragen.

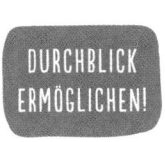

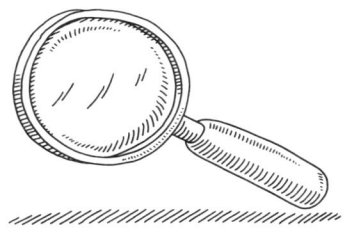

TIPP 19

Nehmen Sie Ängste ernst

Schwierige Diagnosen und schlechte Nachrichten lösen häufig Angst und Schock beim Patienten aus. Es macht sich ein Gefühl der Ohnmacht und Bestürzung breit. Es fällt dem Betroffenen dann schwer zuzuhören und Informationen zu verarbeiten. Nach dem Arztbesuch beginnt das Kopfkino.

→ Geben Sie Ihrem Patienten Zeit, über das Gesagte nachzudenken.
→ Weniger ist mehr. Teilen Sie die Informationen in »verdauliche« Häppchen auf, sodass der Patient diese besser verarbeiten kann.
→ Planen Sie bedürfnisorientierte Folgetermine ein.
→ Helfen Sie, das Kopfkino beim Patienten anzuhalten. Bieten Sie Gesprächsbereitschaft auch außerhalb festgelegter Termine an.
→ Gestalten Sie den Abschluss des Gesprächs immer positiv, je nach Persönlichkeit des Patienten eher sachlich oder eher emotional.

> *Aufgrund der Daten, die uns vorliegen, bin ich sehr zuversichtlich.*

> *Wir passen gut auf Sie auf.*

KOPFKINO AUS!

TIPP 20

Formulieren Sie positiv

»Denken Sie nicht an einen blauen Elefanten...« Was passiert? Sie denken an einen blauen Elefanten, weil unser Hirn »nicht« nicht versteht und dann auf jeden Fall daran denkt. Und doch ist unsere Alltagssprache mit Negationen gespickt, die auch negative Auswirkungen auf Ihren Patienten haben können.

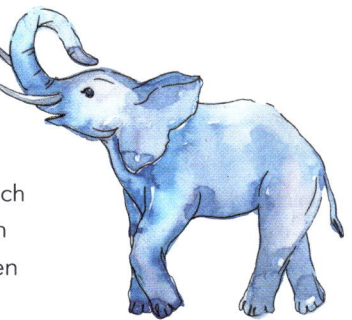

→ Formulieren Sie positiv.
→ Wecken Sie dadurch positive Gefühle bei Ihren Patienten.
→ Ermöglichen Sie Ihrem Patienten einen positiven Umgang mit der Situation.

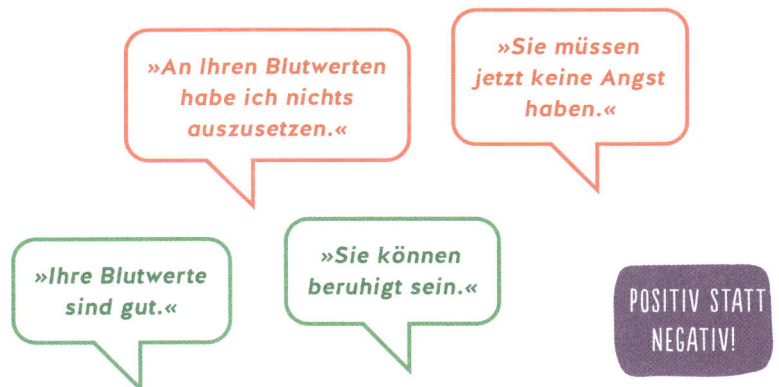

»An Ihren Blutwerten habe ich nichts auszusetzen.«

»Sie müssen jetzt keine Angst haben.«

»Ihre Blutwerte sind gut.«

»Sie können beruhigt sein.«

POSITIV STATT NEGATIV!

TIPPS FÜR GELINGENDE TELEFONGESPRÄCHE ZWISCHEN ARZT UND PATIENT

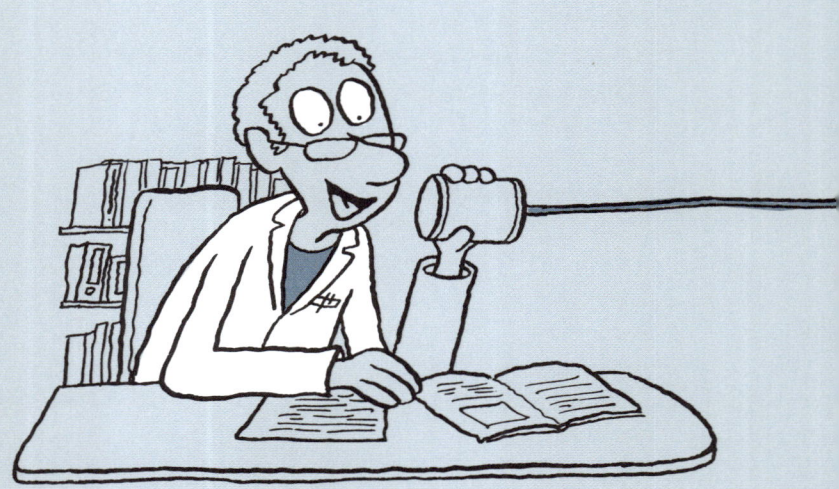

Die besondere Herausforderung bei jedem Telefongespräch ist das Fehlen von Mimik und Gestik eines sichtbaren Gegenübers. Insofern haben Ihre gesprochenen Worte, das Gesprächstempo und wie Sie Ihre Worte betonen, einen besonderen Stellenwert. Schließlich geht es darum, sich verständlich und klar über den Stand der Dinge und das Befinden zu informieren.

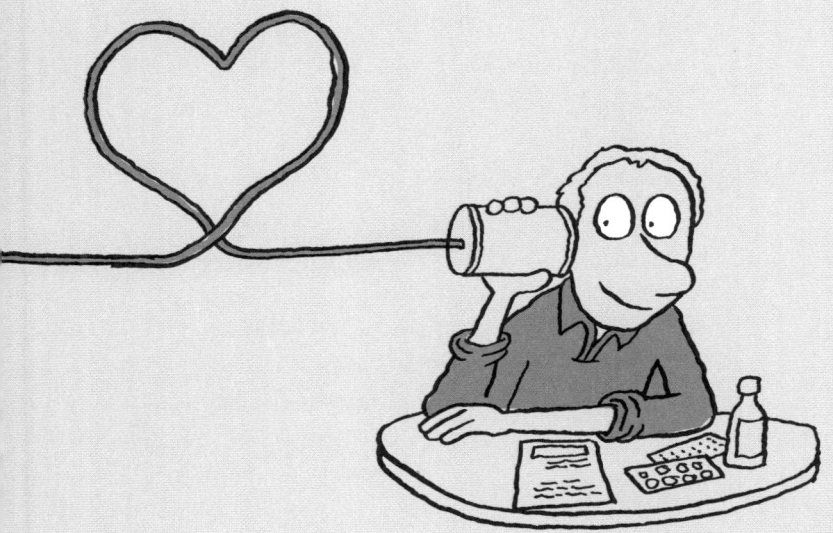

TIPP 01

Bereiten Sie sich gut vor

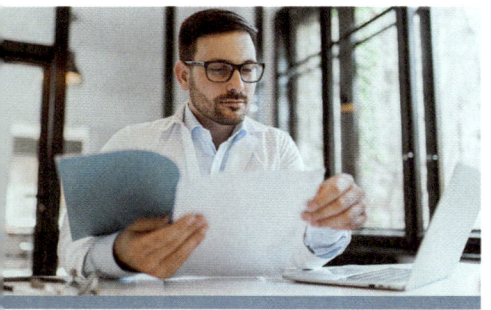

Eine gute Vorbereitung hilft. Das hält Ihnen den Rücken frei, um sich beim Telefonat voll auf das Was-und-wie-sage-ich-es zu konzentrieren, sodass sich der Patient im Gespräch wohl- und angenommen fühlt.

DESHALB:
- *Legen Sie alle Unterlagen geöffnet bereit. Machen Sie sich mit den Inhalten vertraut, die Sie mit dem Patienten besprechen wollen.*
- *Vermeiden Sie es, während des Telefonats in der Patientenakte nachzulesen. Die Gesprächspausen, die so entstehen, verunsichern Ihr Gegenüber möglicherweise und beeinträchtigen einen guten Austausch.*
- *Auch, wenn das sicherlich klar ist: Schwerwiegende Ergebnisse gehören nicht in ein Telefonat. Vereinbaren Sie dafür zeitnah einen gesonderten Sprechstundentermin.*

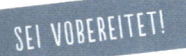
SEI VOBEREITET!

TIPP 02

In Ruhe Gespräche führen

Im Alltag ist es oft nicht leicht, sich in Ruhe einem Telefonat zu widmen. Schaffen Sie deshalb gute Rahmenbedingungen, damit das Gespräch in einem geschützten Rahmen stattfinden kann.

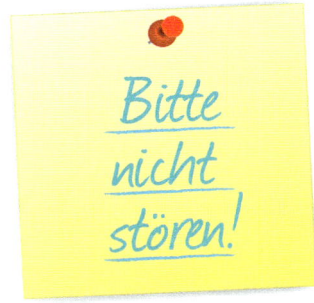

DESHALB:
>> Sorgen Sie für eine ungestörte Atmosphäre.
>> Lassen Sie sich nicht durch irgendwelche Nebenbeschäftigungen ablenken.
>> Teilen Sie Ihrem Team mit, wie es sich verhalten soll, falls Sie telefonieren (zum Beispiel: keinerlei Störungen, außer bei Notfällen).
>> Kleben Sie einen Zettel außen auf Ihre Tür: »Achtung, Telefongespräch, bitte nicht stören.«

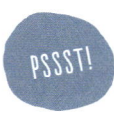

TIPP 03

Starten Sie entspannt ins Gespräch

Viele eingehende Telefonate starten unter ungünstigen Vorzeichen: Der Anrufer hat schon x-mal vergeblich versucht durchzukommen oder der Angerufene ist im Telefonier-Dauerstress…

Was Profis empfehlen:
Nicht zu lange klingeln lassen – zuhörbereit sein – Hintergrundgeräusche reduzieren.

Oft erleben Sie: Sie haben einen gestressten Patienten am Telefon und es besteht die Gefahr, dass Sie sich davon anstecken lassen. Mit der Kopf-Herz-Mund-Methode bestehen gute Chancen, die Wogen zu glätten.

KOPF:
Ruhig bleiben (im Geiste zählen: 21, 22, 23…).

HERZ:
»Ich kann gut verstehen, dass Sie aufgeregt sind. Es tut mir leid, dass Sie so lange warten mussten.«

MUND:
»Jetzt bin ich für Sie da. Worum geht es bei Ihnen?«

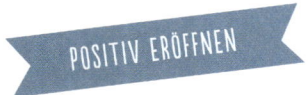
POSITIV ERÖFFNEN

TIPP 04

Nutzen Sie eine einheitliche Begrüßung

Patienten sind oft etwas nervös, wenn Sie Ihren Arzt anrufen, und wissen nicht gleich, wer am Telefon ist. So gehen Sie am besten ins Gespräch:

- → Verwenden Sie eine kurze, klare und vor allem eine einheitliche und abgestimmte Begrüßungsformel.
- → Sprechen Sie deutlich und langsam.
- → Nennen Sie Ihren eigenen Namen zum Schluss. So kann ihn sich der Anrufer am besten merken.

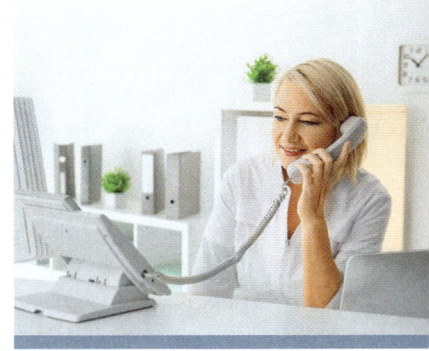

Klaasen, hallo?

Praxis Dr. Abhäber, guten Tag. Sie sprechen mit Anja Klaasen.

ICH BIN ES!

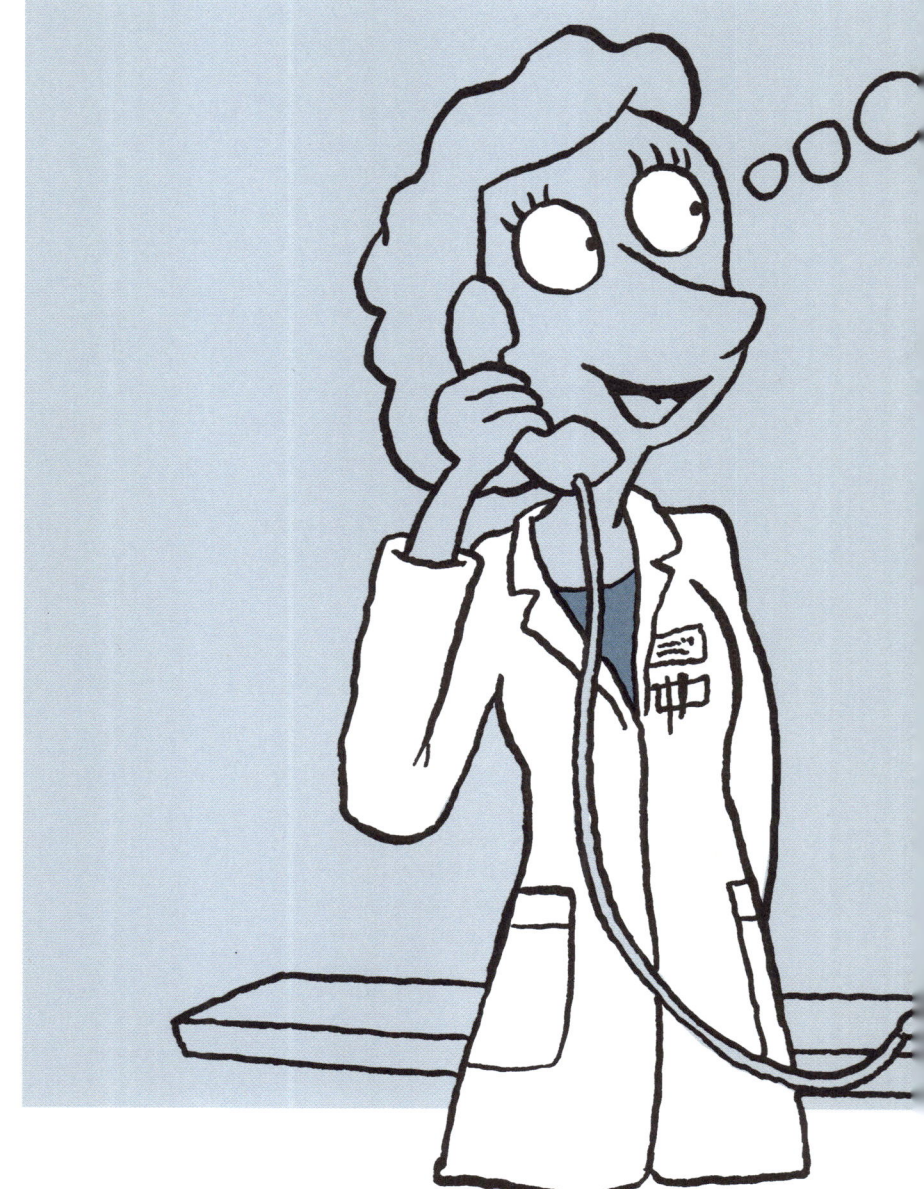

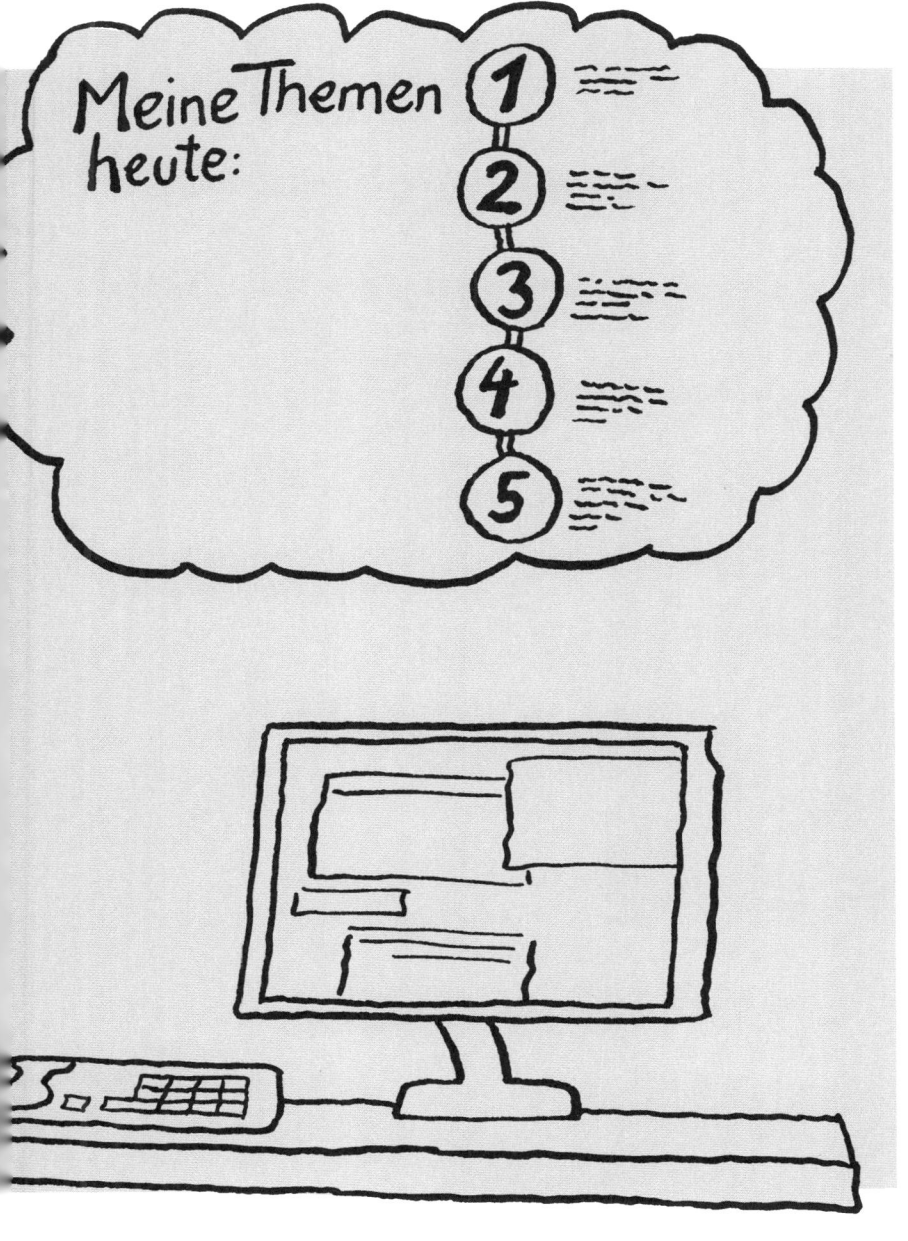

TIPP 05

Sagen Sie es,
falls Sie noch beschäftigt sind

Telefonanrufe kommen in vielen Fällen spontan herein und oft auch, wenn Sie gerade anderweitig beschäftigt sind. Wenn Sie in einer solchen Situation ein Gespräch annehmen, kann es sein, dass der Patient mehr Zeit braucht, als Sie sie gerade haben.

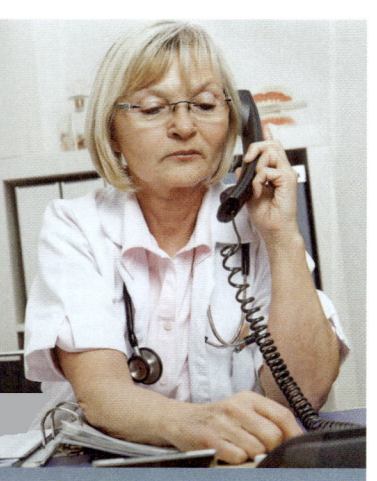

→ Teilen Sie Ihrem Patienten wertschätzend mit, dass Sie gerne später ausführlich mit ihm sprechen möchten.
→ Bieten Sie dem Patienten Alternativen an: zum Beispiel eine Terminvereinbarung über die Anmeldung oder einen direkten Rückruf nach der Sprechstunde. Wichtig ist, dass der vereinbarte Rückruf eingehalten wird. Das fördert das Vertrauen Ihres Patienten.

TRANSPARENT SEIN!

TIPP 06

Senden Sie Zuhörsignale

Zuhörsignale, auch »soziales Grunzen« genannt, erweisen sich insbesondere beim Telefonieren als elementar wichtig. Sie vermitteln dem Gesprächspartner, dass Sie konzentriert zuhören.

→ Da beim Telefonieren nonverbale Signale wie zum Beispiel Nicken oder Lächeln nicht sichtbar sind, wirken nur Ihre verbalen Signale. So signalisieren Sie, dass Sie zuhören und dem Gespräch folgen.

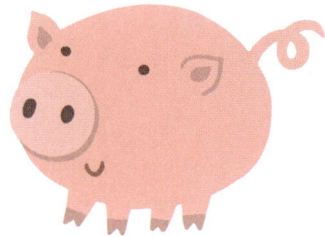

→ Die Zuhörsignale geben Ihrem Gesprächspartner ein Gefühl von Nähe und Interesse.

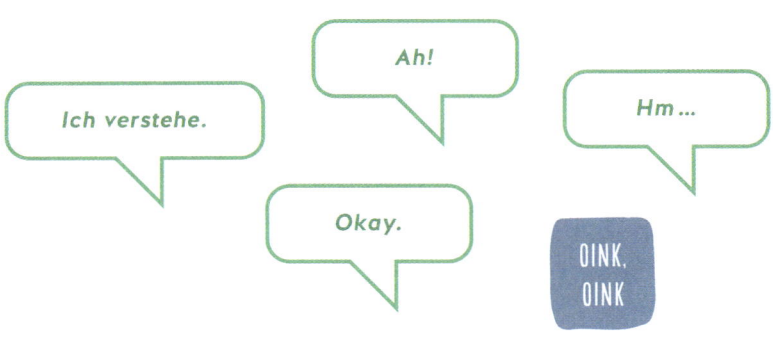

TIPP 07

Nennen Sie Ihren Anrufer beim Namen

Manche Namen von Anrufern sind nicht so einfach zu verstehen. Damit Sie schnell wissen, mit wem Sie es zu tun haben, probieren Sie es mit diesen Gesprächstechniken.

- → Lassen Sie sich den Namen buchstabieren und zur Sicherheit das Geburtsdatum nennen. Bewährt haben sich auch gemeinsam vereinbarte Codewörter.
- → Falls Sie im Telefonat den Namen vergessen und ihn sich nicht notiert haben, fragen Sie nach.
- → Alternative: Wiederholen Sie, was Sie gehört haben: »Frau Pfeiffer? Habe ich das richtig verstanden?«
- → Verwenden Sie die Gegenwartsform: »Wie ist Ihr Name, bitte?« Nicht: »Wie war Ihr Name?« Das könnte man missverstehen, als ob Angesprochene bereits verstorben sei.
- → Achten Sie auf eine gute Balance zwischen persönlicher Ansprache und Datenschutzanforderungen, besonders im Anmeldebereich.

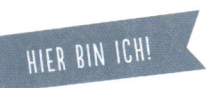

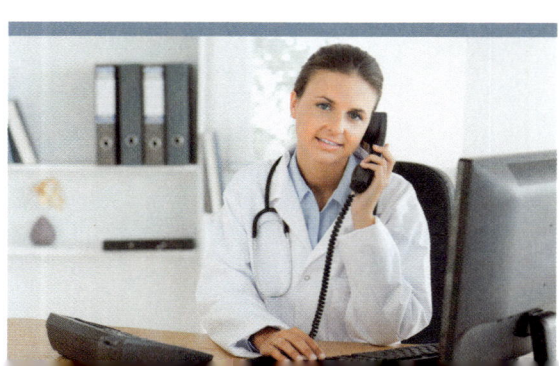

Lassen Sie Worte und Pausen wirken

Am Telefon wirken Sie nur über Ihre Sprache und Ihre Stimme. Mimik und Gestik sind naturgemäß nicht sichtbar.

- → Bilden Sie kurze, einfache Sätze.
- → Lächeln Sie! Ihre Stimme wirkt dadurch freundlicher.
- → Setzen Sie bewusst Sprechpausen ein.
- → Sprechen Sie verständlich und passen Sie Ihr Gesprächsniveau immer Ihrem Patienten an.
- → Wählen Sie ein verständliches Gesprächstempo.
- → Vier Ohren hören mehr als zwei: Empfehlen Sie Ihrem Patienten ruhig, dass er sein Telefon laut stellt, damit eine Vertrauensperson mithören kann.

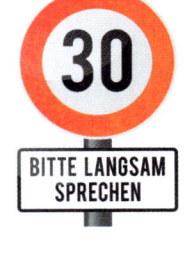

Von den beiden Tabletten pro Tag nehmen Sie bitte morgens und abends jeweils eine ein, und denken Sie daran, auf jeden Fall genügend Wasser zu trinken.

Nehmen Sie davon zwei Tabletten. –PAUSE – Eine morgens um acht und eine abends um acht. – PAUSE – Und immer mit einem ganzen Glas Wasser.

EINFACH SPRECHEN

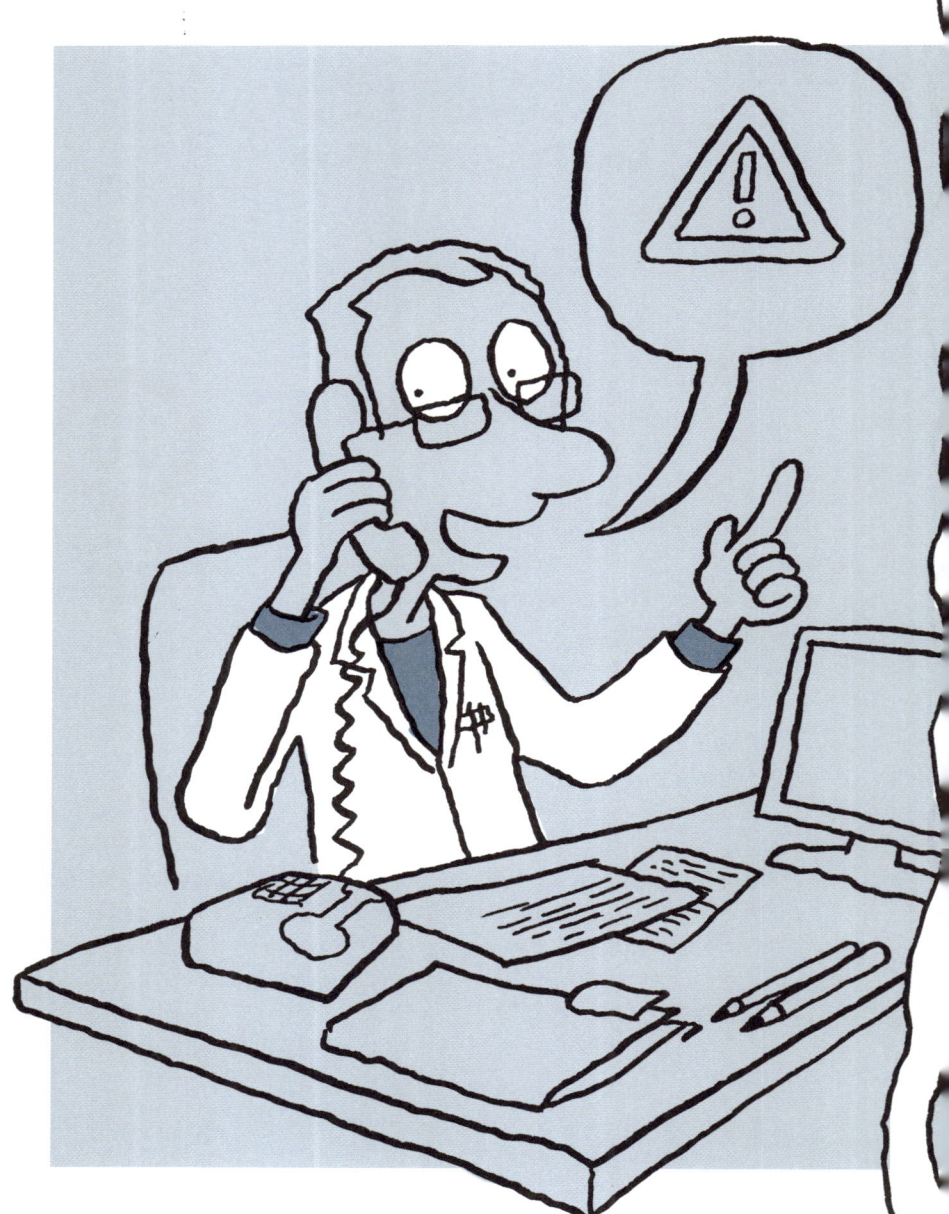

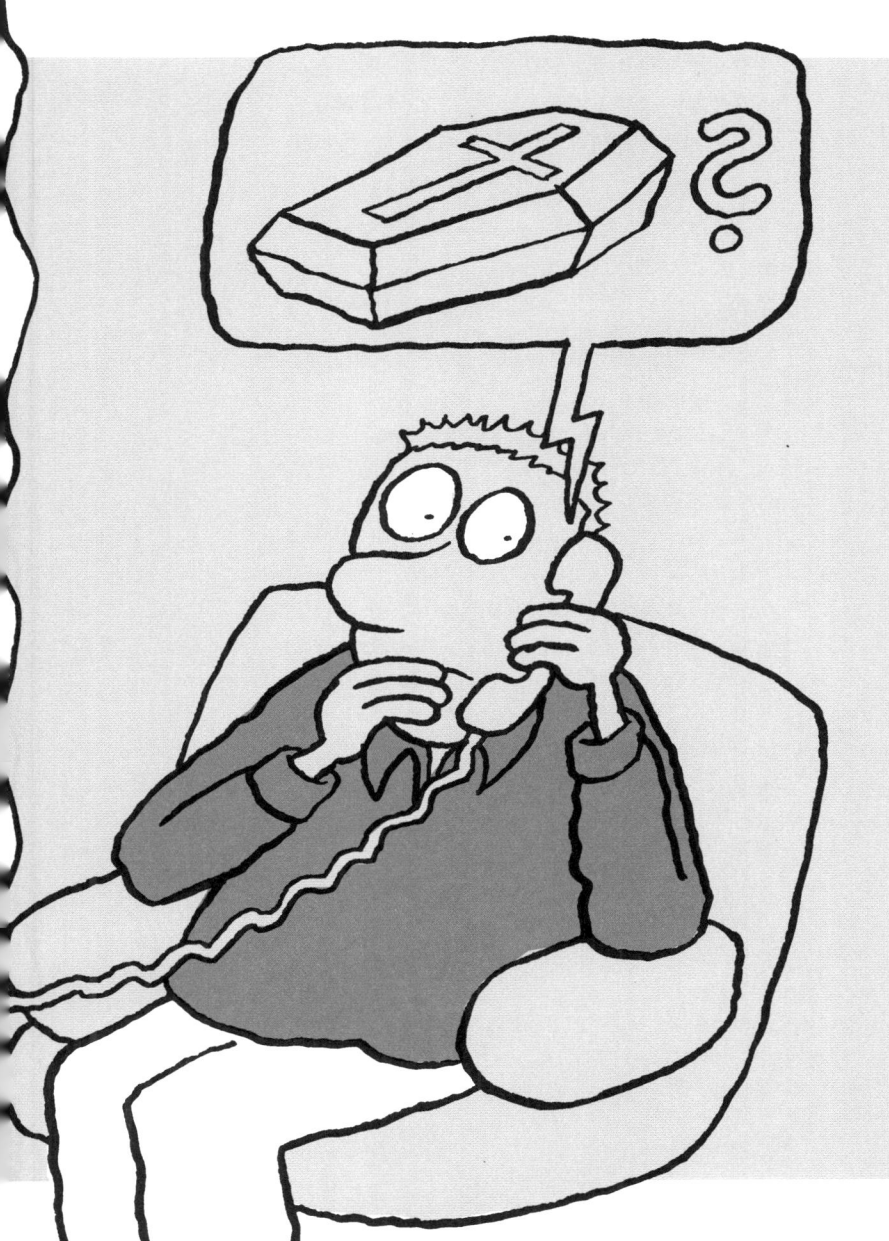

TIPP 09

Vermitteln Sie Kompetenz

Ihre Patienten schätzen es, wenn Sie sich rundum gut versorgt fühlen. Ob bei Terminvereinbarungen, bei Therapievorschlägen oder bei besonderen Untersuchungen: eine lösungsorientierte Kommunikation schafft Vertrauen.

→ Achten Sie darauf, dass Ihre Aussagen Ihrem Gesprächspartner wirklich weiterhelfen und ein Gefühl von Geborgenheit vermitteln. Ansonsten ziehen Sie sich den »Kompetenzteppich« ganz schnell unter den eigenen Füßen weg.

→ Zurück bleibt beim Patienten möglicherweise ein Gefühl von: will-nicht, kann-nicht.

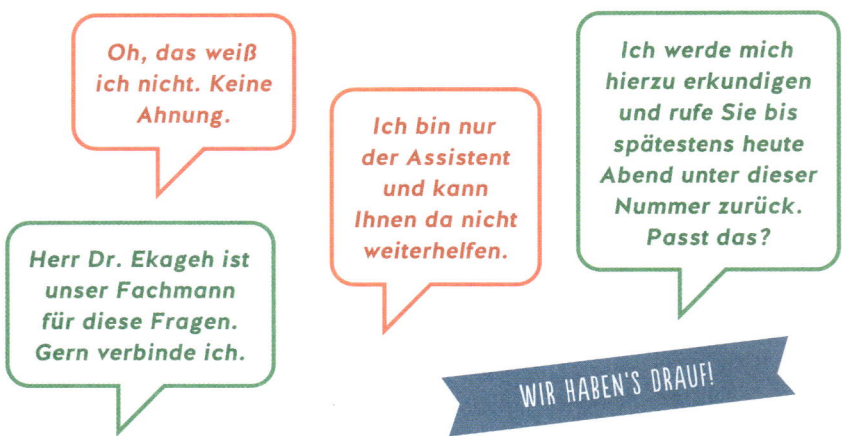

TIPP 10

Fallen Sie nicht mit der Tür ins Haus

Wenn Sie einen Patienten anrufen, haben Sie nicht unbedingt Ihren gewünschten Gesprächspartner am anderen Ende.

→ Versichern Sie sich, dass Ihr Patient am Telefon ist.
→ Dann nennen Sie den Namen Ihrer Einrichtung, damit der Angerufene weiß, woher der Anruf kommt.
→ Ihren Namen nennen Sie zum Schluss und dann Ihr Anliegen.
→ Besprechen Sie Befunde nur mit der Person, die es betrifft. So stellen Sie sicher, dass die Information ungefiltert und vollständig ankommt.

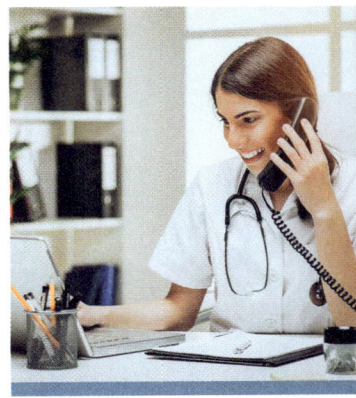

Frau Schulz, mit dem Termin morgen klappt das leider nicht. Sie wissen ja, Angela Graf aus der Praxis Dr. Wehler.

Guten Tag, spreche ich mit Frau Sonja Schulz? – Frau Schulz, Ich rufe von der Praxis Dr. Wehler an, mein Name ist Angela Graf. Es geht um Ihren Termin morgen Nachmittag.

GUT RAUSRUFEN!

TIPP 11

Mit guten Fragen lenken

Wer fragt, der führt bekanntlich. Übernehmen Sie geschickt die Führungsrolle im Gespräch durch bewusstes Fragen.

- → Gestalten Sie mit W-Fragen den Dialog mit Ihren Patienten offen:
  »**W**as ist Ihr Anliegen?«
  »Seit **w**ann bestehen die Brustbeschwerden?«
  »**W**elcher Art sind die Schmerzen?«
- → Mit geschlossenen Fragen, auf die man mit Ja oder Nein antworten kann, und Auswahlfragen lenken Sie das Gespräch: »Nehmen die Beschwerden bei Belastung zu?« – »Ist der Schmerz stechend oder empfinden Sie eher ein Druckgefühl in der Herzgegend?«

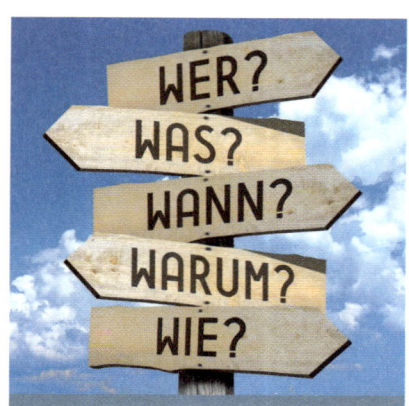

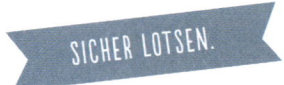

SICHER LOTSEN.

TIPP 12

Rechnen Sie mit Notfällen

In manchen Gesprächen kommt es auf Schnelligkeit an, vor allem, wenn Sie lebensnotwendige Entscheidungen treffen müssen. So wie bei einem möglichen Notfall am Telefon, wenn Angehörige anrufen.

- → Sie wissen nie im Voraus, ob es sich um einen Notfall handelt. Seien Sie aufmerksam.
- → Fragen Sie gezielt nach.
- → Nutzen Sie Entscheidungshilfen, sofern verfügbar.

BEISPIEL:
Anweisungen für Angehörige bei Verdacht auf Schlaganfall – »FAST« Test:

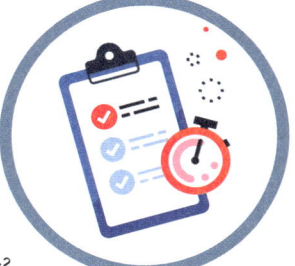

>> *Lassen Sie die Person lächeln. Hängt ein Mundwinkel herab?*
>> *Lassen Sie beide Arme nach vorne anheben. Geht das?*
>> *Ist die Sprache verwaschen oder unklar?*

Erhärtet sich der Verdacht (ein Symptom reicht), sofort handeln und den Rettungsdienst anfordern.

GEFAHR ERKANNT, GEFAHR GEBANNT!

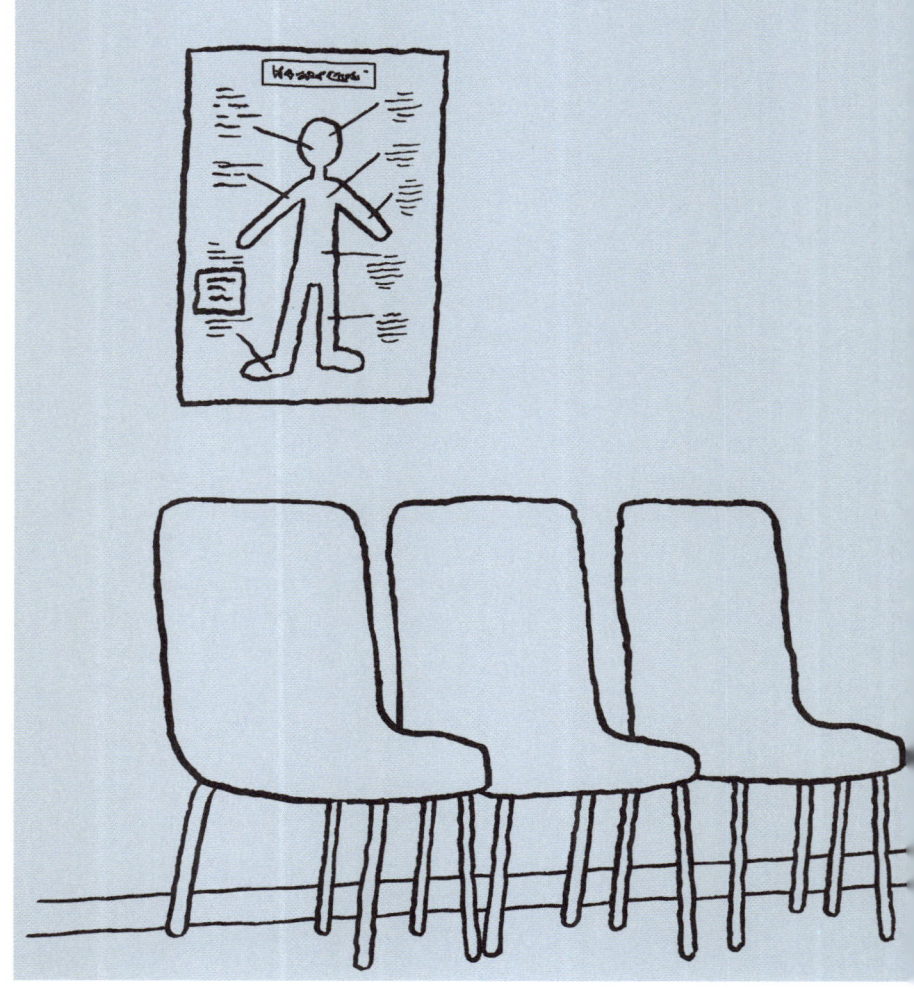

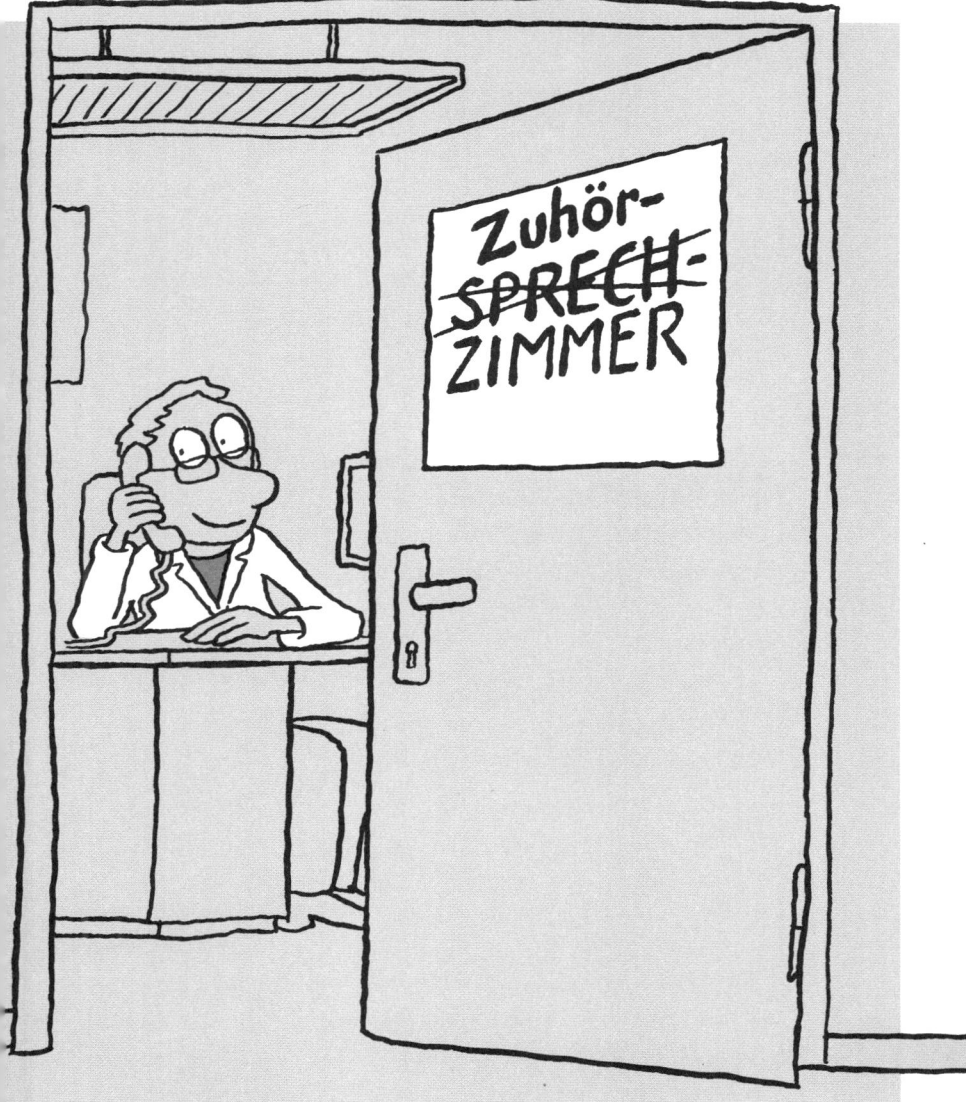

TIPP 13

Geben Sie ein »Echo«

Vielleicht sind Sie es gewohnt, im Gespräch rasche Antworten und Lösungen anzubieten. Aber manchmal hat der Patient noch nicht alles gesagt, was für die richtige Einschätzung der Lage hilfreich wäre. So helfen Sie nach…

- → Das Gehörte wiederholen – Echo-Geben lädt ein, ein Gespräch fortzusetzen. So können Sie den Kern des Anliegens herausarbeiten.
- → Dieses »aktive Zuhören« wirkt auf Ihr Gegenüber sehr empathisch und zugewandt.

PATIENTIN:
»…und dann hat mein Mann gemeint, ich sollte doch mal mit Ihnen darüber reden, ob das bei mir vielleicht auch vom Herzen kommen könnte…«

ÄRZTIN:
»Vom Herzen…«

PATIENTIN:
»Ja, weil es bei ihm auch am Herzen angefangen hat. Er hatte auch immer so ein Gefühl von einem unregelmäßigen Herzschlag und bekam dann einen Schlaganfall.«

PAPAGEI

TIPP 14

Spiegeln Sie Gefühle

Im Telefonkontakt fällt es schwer, alle Nuancen eines Gesprächs genau zu erfassen. Viele emotionale Aspekte der Unterhaltung gehen auf Distanz verloren. Umso wichtiger ist gezieltes Rückfragen und Spiegeln dessen, was Sie bei Ihrem Gegenüber zwischen den Zeilen wahrgenommen haben.

→ Beim Spiegeln greifen Sie auf, was Sie von den Gefühlen des Patienten wahrgenommen oder verstanden haben.

→ So können Sie abgleichen, ob Sie den emotionalen Gehalt der Botschaft richtig verstanden haben. Das hilft Ihnen, das Telefongespräch in einer guten Weise weiterzuführen.

PATIENTIN:
»… und dann hat mein Mann gemeint, ich sollte doch mal mit Ihnen darüber reden, ob das bei mir vielleicht auch vom Herzen kommen könnte.«

ÄRZTIN:
»Und jetzt machen Sie sich Sorgen, dass es bei Ihnen etwas Ernsthaftes sein könnte?«

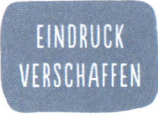

EINDRUCK VERSCHAFFEN

TIPP 15

Wiederholen Sie Inhaltliches

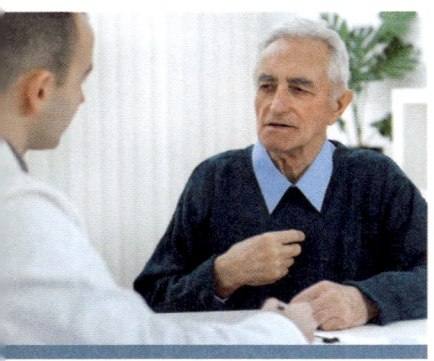

Gerade am Telefon kann es schnell zu Missverständnissen kommen. Falls Sie zum Beispiel Befunde mitteilen, vergewissern Sie sich, dass Sie richtig verstanden wurden. Ein »negatives« Ergebnis kann sehr wohl positiv sein. Wenn Ihr Gegenüber das aber falsch versteht, entwickelt er möglicherweise Sorgen und Ängste.

→ Wie können Sie sicher sein, dass das, was Sie verstanden haben, auch das ist, was Ihr Gesprächspartner gemeint hat?
→ Formulieren Sie das, was Sie vom Patienten verstanden haben, als Frage.

> *Sie meinen, die Müdigkeit haben Sie auch tagsüber?*

> *Ich habe Sie so verstanden, dass Sie Ihr Herzstolpern jeden Tag spüren. Ist das richtig?*

RICHTIG VERSTANDEN?

TIPP 16

Bleiben Sie fokussiert

Sind Sie Multitasker? Wahrscheinlich bis zu einem gewissen Grad schon. Aber gleichzeitig ein Rezept fertig machen, einen Druckauftrag setzen und daneben noch mit einem Patienten telefonieren? Ganz ehrlich? Das funktioniert nicht. Denn Ihr Gegenüber merkt, ob Sie aufmerksam dem Gespräch folgen.

- → Widerstehen Sie dem Impuls, neben dem Gespräch noch andere Dinge gleichzeitig zu erledigen.
- → Schonen Sie sich und Ihre Gesprächspartner. Strahlen Sie Ruhe und Verständnis aus.
- → Bleiben Sie konzentriert und machen Sie sich Notizen.

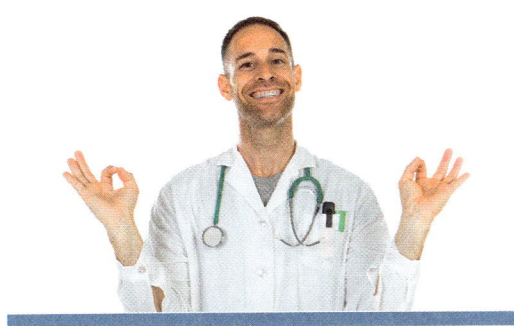

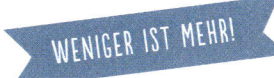

WENIGER IST MEHR!

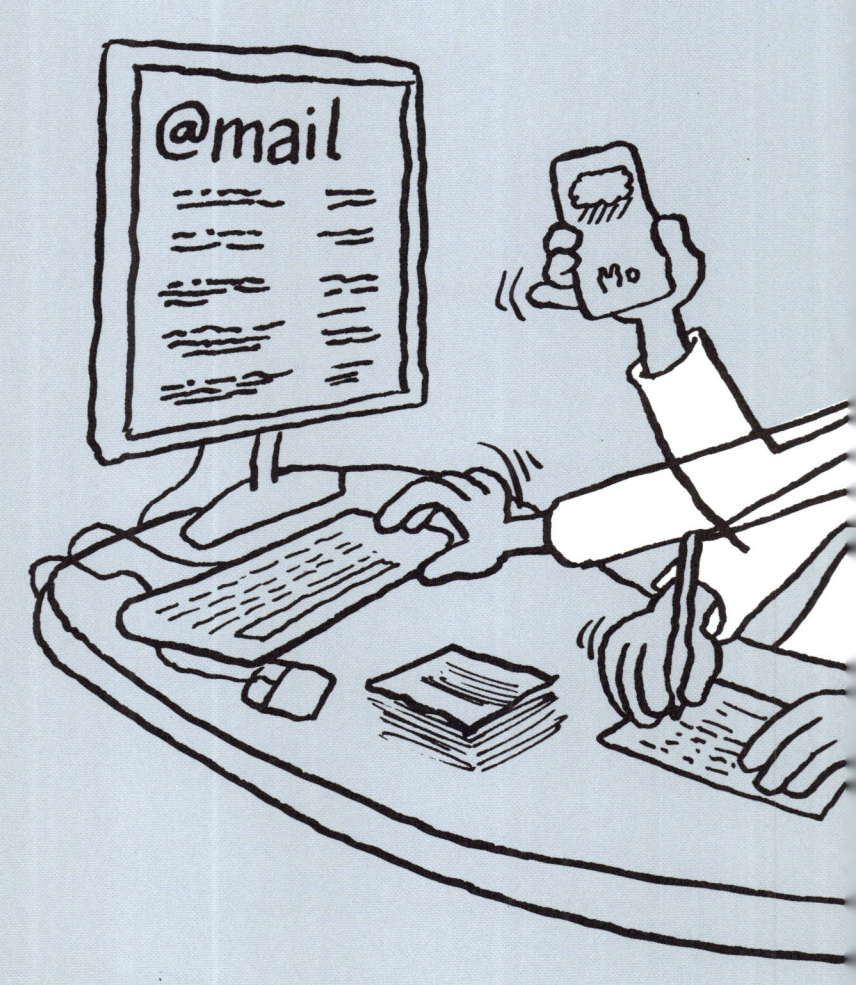

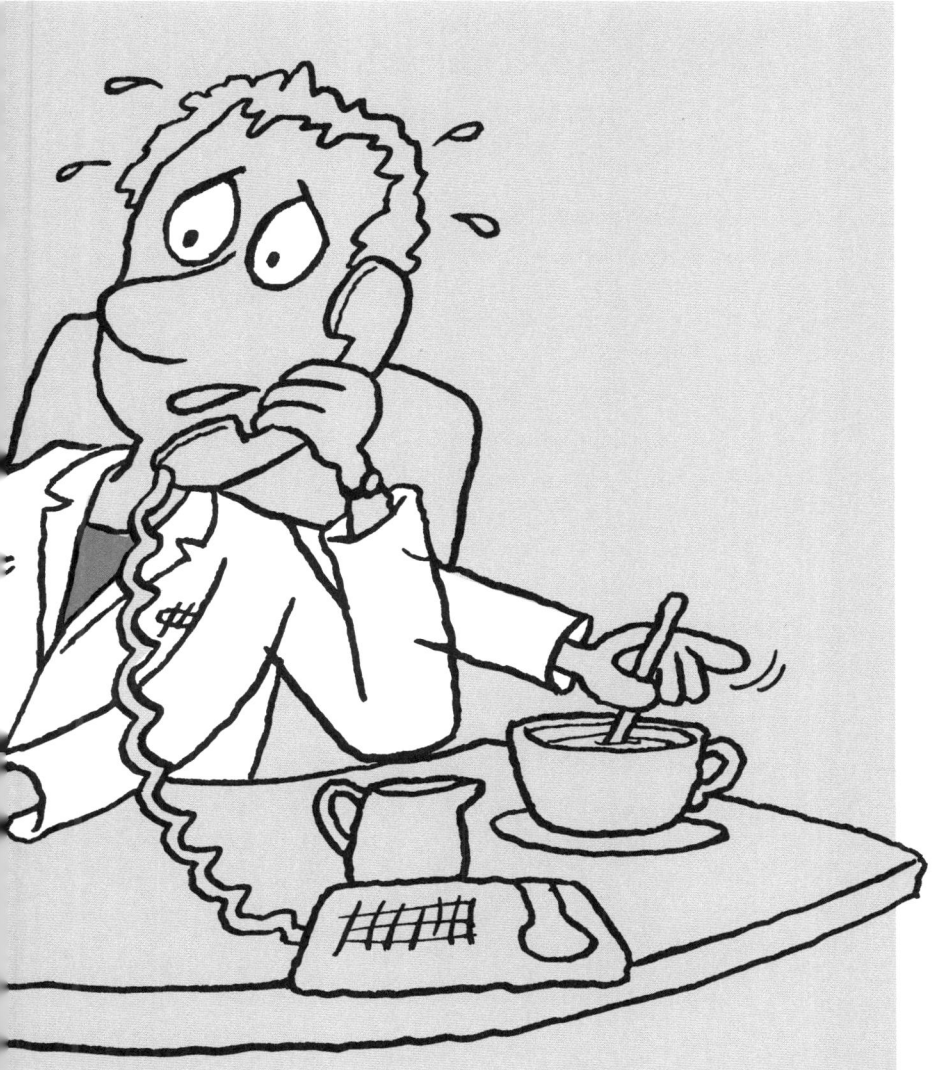

Bleiben Sie in der Bildsprache Ihres Patienten

Medizinische Sachverhalte sind für viele Patienten oft schwer zu verstehen. Übersetzen Sie diese in eine bildhafte Sprache. So haben Sie die Chance, dass die Inhalte auch wirklich ankommen. Orientieren Sie sich an der Erlebniswelt des jeweiligen Patienten.

- → Erklären Sie einem Elektriker zum Beispiel einen neuropathischen Schmerz so: »Das ist wie bei einem Kabel, bei dem die Isolierung bröckelt …«
- → Bei allen Kfz-Liebhabern bietet sich für den Impfcheck an: »Ihr persönlicher Impf-TÜV steht wieder an … und nicht vergessen: das Impf-Checkheft mitbringen …«

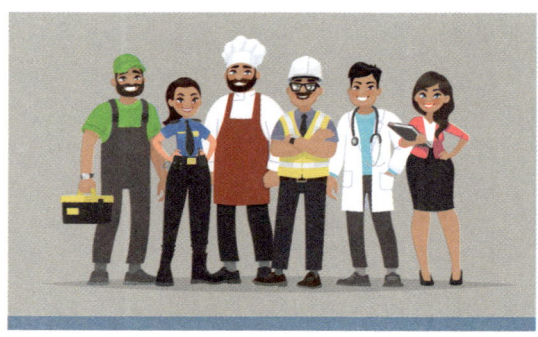

ICH SEHE WAS, WAS DU AUCH SIEHST.

Lachen ist die beste Medizin

Lächeln steckt an und ein freundlicher Gesichtsausdruck vermittelt positive Emotionen. Das gilt auch beim Telefonieren, selbst wenn man es nicht sieht. Auch ein noch so kleines gemeinsames Lachen fördert im Gespräch das gegenseitige Vertrauen. Eine fröhliche Bemerkung kann eine unbeschwerte Atmosphäre schaffen. Der Patient sieht in Ihnen so eher seinen Freund und Helfer, deshalb:

- → Lächeln lässt Ihre Stimme und damit Sie positiv wirken.
- → Seien Sie freundlich, lächeln Sie und bringen Sie Ihre Patienten auch mal zum Lächeln.
- → Der Spaß sollte nicht auf Kosten des Gegenübers gehen.
- → Stehen Sie auch mal beim Telefonieren auf, so kommen Sie entspannter rüber.

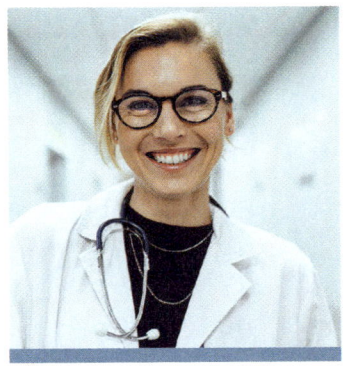

ANDERERSEITS:
Wenn Sie nebenbei telefonieren, Ihre Stimme gehetzt oder genervt klingt, merkt das auch Ihr Gesprächspartner…

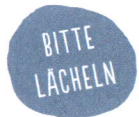

Fertigen Sie Gesprächsprotokolle an

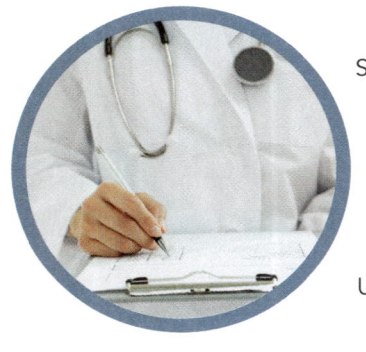

Schriftliche Notizen bleiben eher im Gedächtnis. Das gilt auch bei und nach einem Telefongespräch. Ein zeitnahes, sorgfältiges Protokoll hilft allen im Team, den Überblick zu bewahren. Das kann helfen, eventuelle Unstimmigkeiten aufzuklären.

→ Machen Sie sich Notizen oder schreiben Sie ein Telefonprotokoll für Ihre Akte, am besten mit Datum und Uhrzeit. So eine Erinnerungshilfe kann Gold wert sein und nimmt manchen Anrufern den Wind aus den Segeln.

→ Erfassen Sie Ihre Notizen idealerweise am Computer, sodass diese für Ihr Team verfügbar sind.

→ Pflegen Sie Ihre Rückrufliste gewissenhaft und stellen Sie sicher, dass ein Rückruf in angemessener Zeit erfolgt.

→ Dokumentieren Sie Folgeaktionen und involvieren Sie das Team (zum Beispiel: Veranlassung eines Langzeit-EKGs).

NOTIEREN. TEILEN. ZURÜCKRUFEN.

TIPP 20

Fassen Sie das Gespräch zusammen und verabschieden Sie sich freundlich

Auch wenn Sie gegen Ende des Telefonats locker miteinander plaudern: Vergessen Sie nicht, wichtige Inhalte oder Vereinbarungen zusammenzufassen. So verleihen Sie dem Gesagten mehr Nachdruck und Verbindlichkeit.

→ Lassen Sie Ihr Gegenüber wichtige Vereinbarungen wiederholen.
→ Vergewissern Sie sich, dass Ihr Patient das Gesprächsergebnis verstanden hat. Ihre Notizen helfen Ihnen, dieses gut zusammenzufassen.
So versteht er, was Ihnen wichtig ist.
→ Verabschieden Sie sich freundlich und, wenn möglich, mit einer persönlichen Note.

KURZFASSUNG

Also, nun ist ja alles klar – nicht wahr? Dann war's das für heute.

Frau Müller, nur dass ich sicher bin, dass ich alles verständlich erklärt habe. Wann nehmen Sie Ihr Medikament zum Schutz vor einem Schlaganfall ein?

Herr Schmidt, ich fasse mal zusammen, was wir besprochen haben... Welche Fragen haben Sie dazu noch? Oder wollen Sie dazu noch etwas sagen?

TIPPS FÜR ERFOLGREICHE VIDEO-SPRECHSTUNDEN

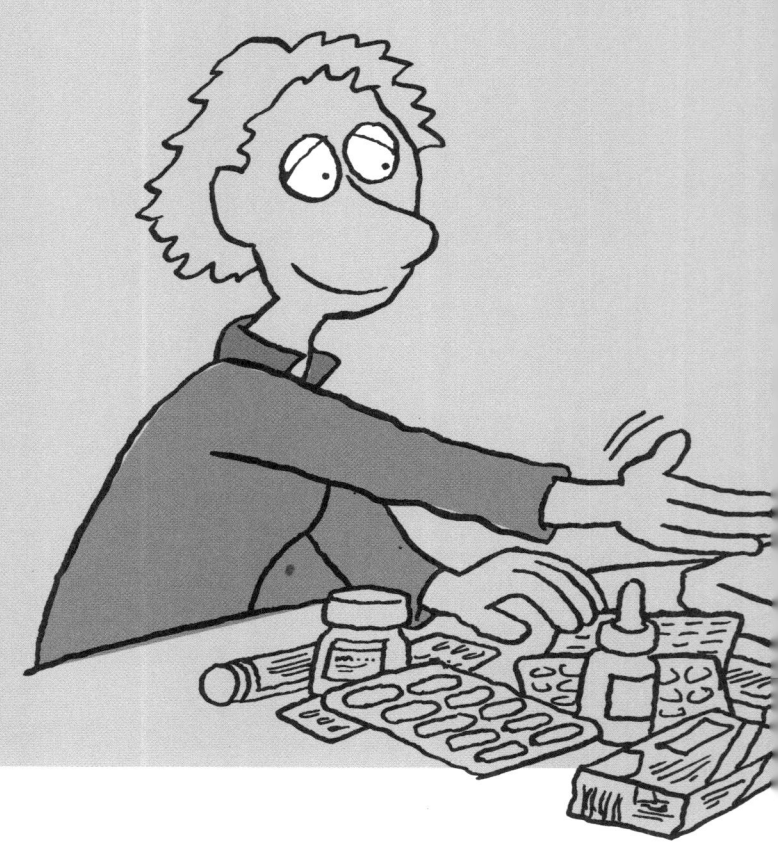

Mit der Einrichtung eines digitalen Kommunikationsweges in der Arztpraxis eröffnet sich ein neuer Weg für Gespräche mit dem Patienten. Nun sind auch Hören und Sehen über die Distanz möglich. Vieles verhält sich wie bei einem persönlichen Gespräch, einiges aber gestaltet sich auch anders ...
Auf den nächsten Seiten zeigen wir, wie Sie die kommunikativen Aspekte einer Videosprechstunde gut meistern werden.

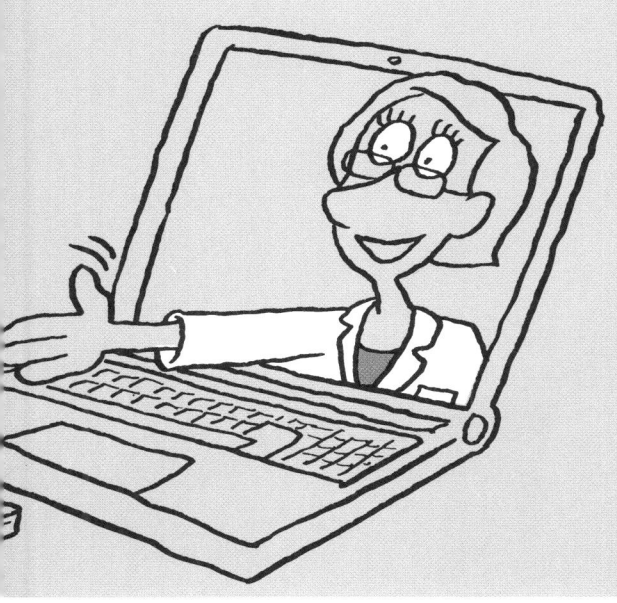

TIPP 01

Richten Sie Ihr »Studio« ein

Eine Videosprechstunde hat ein wenig Ähnlichkeit mit einer Fernsehübertragung. Hier ist das Studio so zweckmäßig gestaltet, damit der Sprecher die maximale Aufmerksamkeit erhält. Auch in Ihrer Videosprechstunde sollten Sie dafür sorgen, dass die Aufmerksamkeit Ihrer Patienten ganz auf Sie gerichtet ist.

- → Gestalten Sie Ihren Kamerahintergrund aufgeräumt und übersichtlich.
- → Räumen Sie vertrauliche Dinge, die nicht für Ihren Gesprächspartner bestimmt sind, aus dem Blickfeld.
- → Leuchten Sie Ihren Videosprechplatz optimal aus, gegebenenfalls mit einer speziellen Leuchte.
- → Streifenmuster können Flimmereffekte auf dem Empfängerbildschirm hervorrufen. Achten Sie darauf bei der Wahl Ihrer Kleidung.

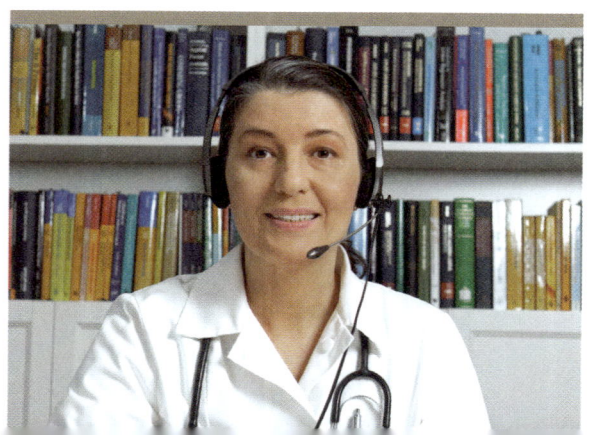

IN SZENE SETZEN

TIPP 02

Schauen Sie in den »Spiegel«

Ihr Gegenüber vermisst bei einem Videogespräch im Vergleich zum Gespräch vor Ort kaum etwas, wenn es Ihnen gelingt, Augenkontakt zu halten und authentisch zu sein.

→ Blicken Sie vor Ihrem Gespräch kurz in den Spiegel. Alles okay?
→ Prüfen Sie die optimale Kameraeinstellung. Sind Sie zum Beispiel zentral im Bild zu sehen?

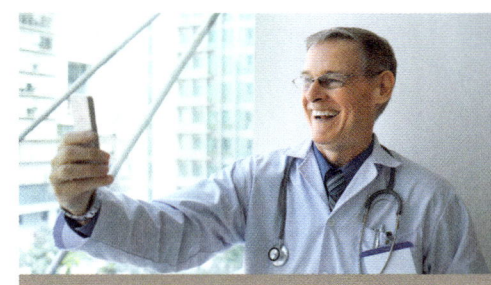

GENERALPROBE:
Nehmen Sie eine kurze Videosequenz von sich selbst auf und simulieren Sie zum Beispiel die Begrüßung zu Beginn einer Videosprechstunde. Anschließend checken Sie:
>> *Ihre Körperhaltung,*
>> *Bild- und Tonqualität,*
>> *Stimmlage, Mimik und Gestik.*

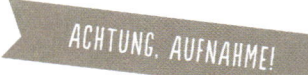
ACHTUNG, AUFNAHME!

TIPP
03

Bereiten Sie jedes Gespräch individuell vor

Damit Ihre Videosprechstunde zum Erfolg wird, lohnt es sich, einige Vorbereitungen zu treffen.

→ Überlegen Sie im Vorfeld, welcher Patient für eine Videosprechstunde infrage kommt.
→ Senden Sie dem Patienten rechtzeitig per E-Mail den Zugang zur Videosprechstunde.
→ Halten Sie alle relevanten Unterlagen wie zum Beispiel Patientenakte und aktuelle Befunde bereit.
→ Bitten Sie den Patienten in der E-Mail, sich auf die Sprechstunde vorzubereiten, beispielsweise mit einer Checkliste oder einem Fragenkatalog. Oft sind die Patienten beim ersten Mal aufgeregt und nervös. So geben Sie ihnen Sicherheit.

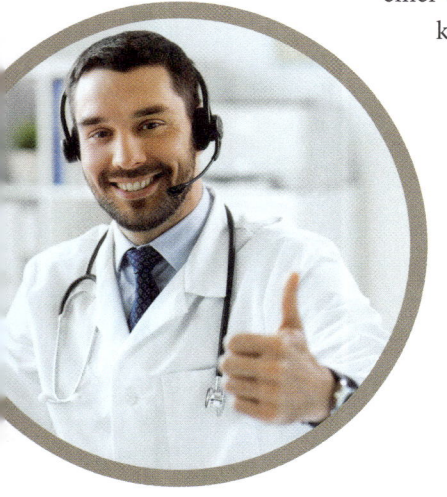

AUF DIE PLÄTZE ...

TIPP 04

Nehmen Sie den Patienten mit auf die Reise

Nicht nur für viele Ärzte, auch für die meisten Patienten ist eine Videosprechstunde Neuland. Machen Sie sich mit der Patientenansicht der Software vertraut und führen Sie Ihre Gesprächspartner behutsam und mit ersten Erfolgserlebnissen an das neue Onlinewerkzeug heran.

- → Nehmen Sie grundsätzlich Rücksicht darauf, wenn ein Patient seine erste Videosprechstunde bei Ihnen wahrnimmt, und unterstützen Sie ihn.
- → Weniger ist am Anfang mehr – das Patientengespräch steht im Mittelpunkt, weniger die technischen Raffinessen.
- → Nutzen Sie unter Umständen die normale Sprechstunde, um dem Patienten den Ablauf eines digitalen Gesprächs zu erklären.
- → Binden Sie Ihr Team als Impuls- und Ratgeber ein.

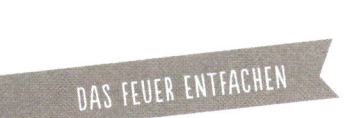

DAS FEUER ENTFACHEN

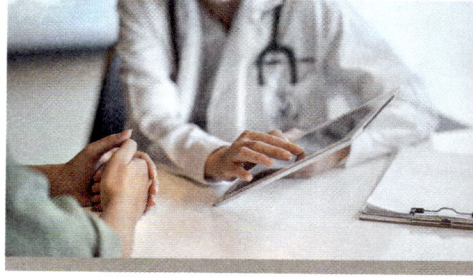

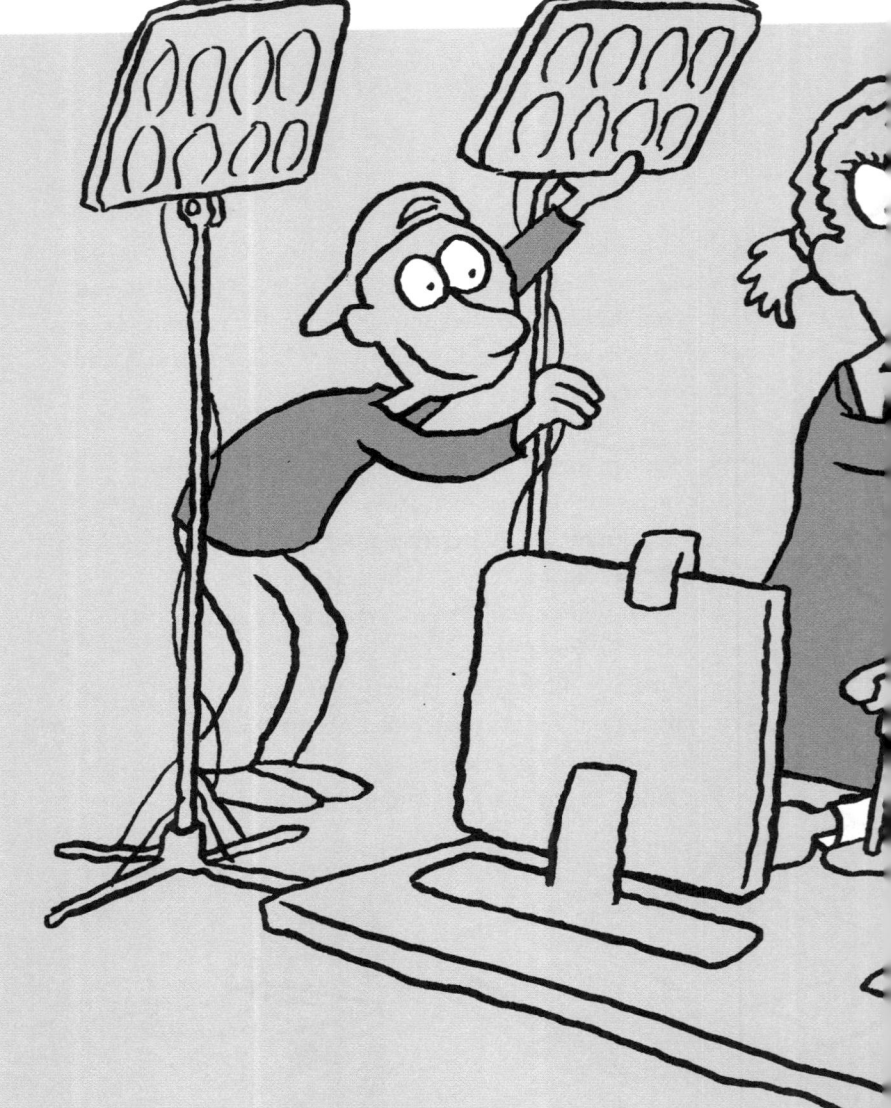

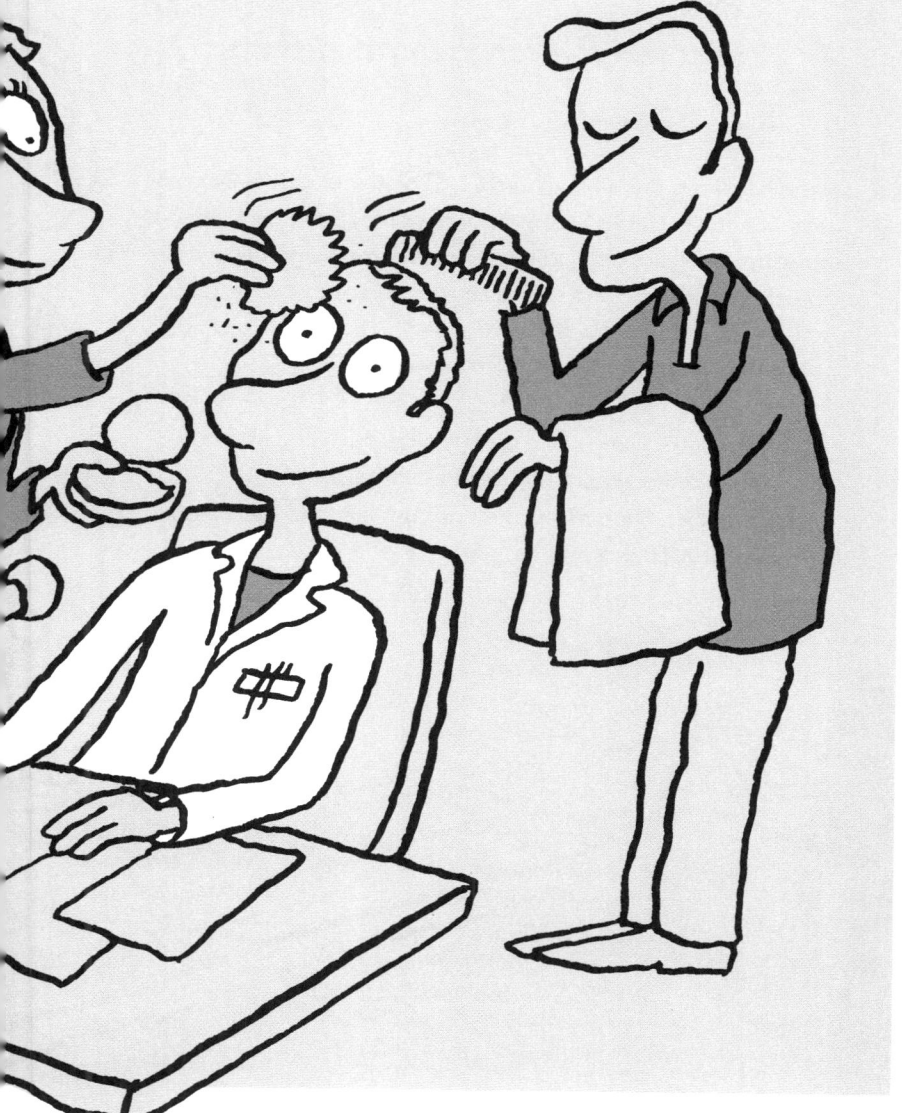

TIPP 05

Starten Sie charmant durch

Vor einem Flug prüfen Pilot und Co-Pilot immer gemeinsam alle Instrumente im Cockpit auf Herz und Nieren. Damit Ihre virtuelle Sprechstunde »abhebt«, lohnt es sich, vor dem eigentlichen Gespräch zusammen mit dem Patienten zu prüfen, ob Ihre Technik startklar ist. So schaffen Sie Vertrauen und bereiten den Patienten auf einen angenehmen Dialog vor.

→ Prüfen Sie gemeinsam die jeweilige Bild- und Tonqualität des Sende- und des Empfangsgeräts.
→ Begrüßen Sie Ihr Gegenüber freundlich und führen Sie zum Thema hin.

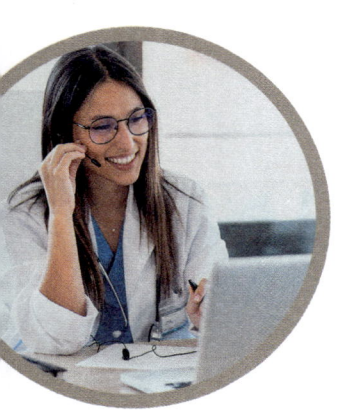

Frau Meiser? Ich höre Sie nicht so gut. Aber egal, wir fangen jetzt an!

Guten Tag, Frau Meiser. Schön, dass Sie da sind. Wie hören und sehen Sie mich?

Ich sehe im Moment nur Ihre Zimmerdecke, halten Sie Ihr Handy am besten etwas mehr in Richtung Ihres Gesichts.

STARTKLAR

TIPP 06

Rechnen Sie mit Überraschungen

Im Verlauf einer Videosprechstunde kann es zu technischen Pannen kommen. Dann passiert es schon mal, dass die Kommunikation über das Internet gestört oder gar abgebrochen wird – entweder durch Bedienungsfehler oder durch technische Probleme beziehungsweise eine zu geringe Übertragungsgeschwindigkeit.

→ Seien Sie auf solche Herausforderungen vorbereitet und haben im Vorfeld einen »Plan B« vereinbart.
→ Besprechen Sie bereits zu Beginn mit Ihrem Patienten, wie mit solchen Störfaktoren umgegangen werden soll. Im Zweifelsfall satteln Sie um auf ein Telefongespräch oder vereinbaren einen neuen Termin.

Huch, jetzt ist er weg. Der Herr Ostriz ist rausgeflogen, na ja, er wird sich schon melden.

Herr Ostriz, unter welcher Telefonnummer kann ich Sie erreichen, falls die Videosprechstunde abbricht?

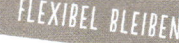

FLEXIBEL BLEIBEN

TIPP 07

Geben Sie Orientierung

Nur wenige Ihrer Patienten sind Experten in digitaler Kommunikation. Deshalb ist es sehr hilfreich, wenn Sie Orientierung geben und so sicher durch das Videogespräch navigieren.

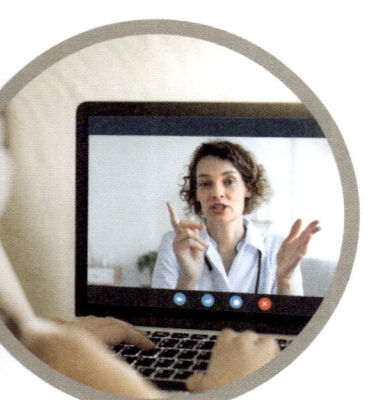

→ Erklären Sie gleich zu Beginn, wie das Gespräch ablaufen wird.
→ Kommentieren Sie, was Sie genau tun.
→ Geben Sie Tipps, falls Ihr Gesprächspartner unsicher erscheint.

Würden Sie bitte etwas lauter sprechen, damit ich Ihre Frage verstehen kann?

Ich werde Ihnen zuerst ein paar Fragen stellen, auf die Sie mir bitte kurz antworten. Dann besprechen wir Ihre Therapie und Ihren Medikamentenplan.

Ich rufe jetzt den Medikamentenplan auf. Das dauert einen kleinen Moment... Können Sie ihn jetzt sehen?

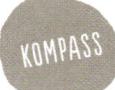
KOMPASS

TIPP 08

Lassen Sie den Patienten zuschauen

Ein großer Vorteil der Videosprechstunde gegenüber einem Telefongespräch sind die Möglichkeiten zur Visualisierung. Wenn Sie im Rahmen Ihres Gesprächs Abbildungen nutzen, kann sich Ihr Patient Zusammenhänge besser vorstellen.

- → Legen Sie über die Kamera beispielsweise Befunde vor, über die Sie sprechen.
- → Zeigen Sie ein Schaubild oder eine Broschüre.
- → Laden Sie zum Beispiel Befunde hoch und teilen Sie die Informationen.

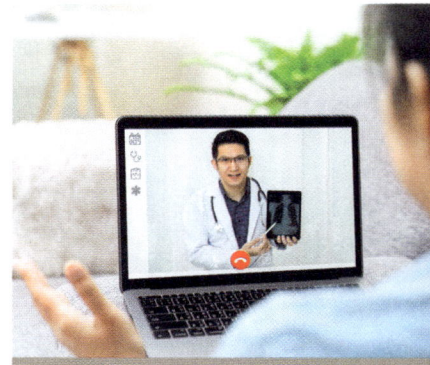

> *Frau Becker, schauen Sie mal hier. Ihre Laborwerte. Aus meiner Sicht sollten wir die Dosis Ihrer Tabletten erhöhen, damit ...*

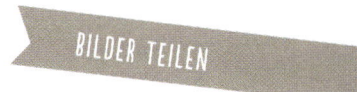

BILDER TEILEN

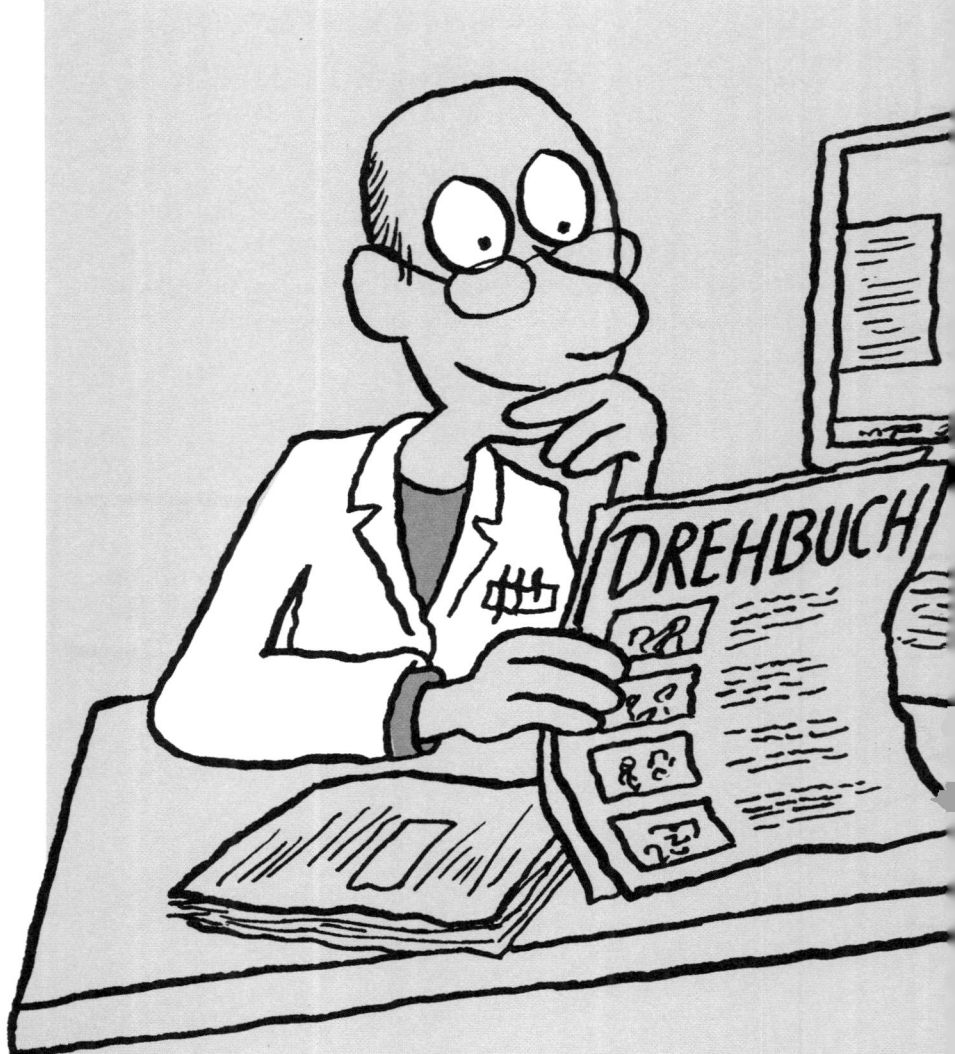

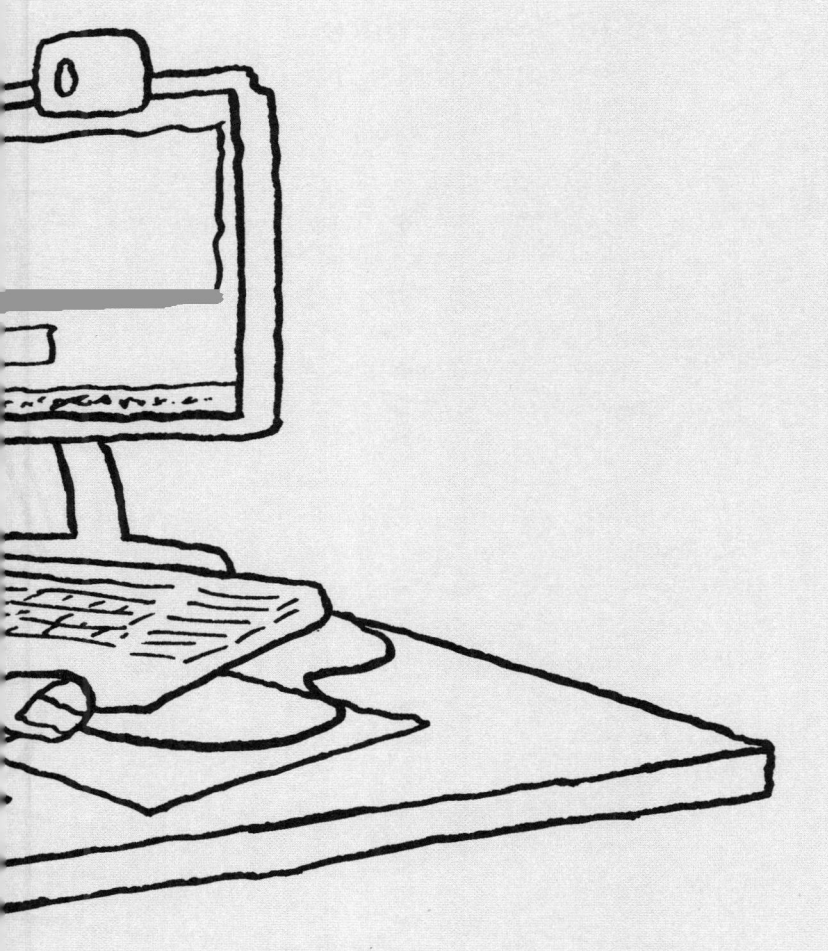

TIPP 09

Punkten Sie durch menschliche Nähe

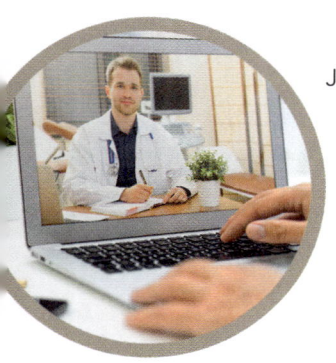

Jeder Patient hat Besonderheiten, die typisch für ihn sind, ihn ausmachen oder ihm wichtig sind. Wenn Sie solche Eigenschaften ins Gespräch einfließen lassen, stärken Sie das Vertrauen Ihres Patienten. Gerade in der Videosprechstunde lässt sich damit die räumliche Distanz einschränken.

BEISPIEL:
Herr Wilske hat einen Rauhaardackel, der auf den Namen Rüdiger hört. In dem Gespräch, bei dem es Ihnen um die Beweglichkeit Ihres Patienten geht, fragen Sie: »Wie lang ist denn die Gehstrecke, wenn Sie früh am Morgen mit Rüdiger Gassi gehen?«
Herr Wilske wird angenehm überrascht sein und Sie haben geschickt das Thema auf seine körperliche Aktivität gelenkt.

AUF KLEINIGKEITEN ACHTEN

TIPP 10

Nutzen Sie die gesamte nonverbale Bandbreite

Schaffen Sie im Rahmen Ihrer Videosprechstunde trotz der räumlichen Distanz menschliche Nähe. Insbesondere körpersprachliche Signale helfen Ihnen dabei.

→ Wirken Sie durch eine zugewandte Körperhaltung.
→ Vermitteln Sie durch Ihren Gesichtsausdruck und Ihre Gestik Emotionen.
→ Gesten, wie ein kurzes Begrüßungs- oder Abschiedswinken, Daumen hoch für Zustimmung oder Hand hoch für Gesprächsunterbrechung, unterstützen Ihre verbale Botschaft.

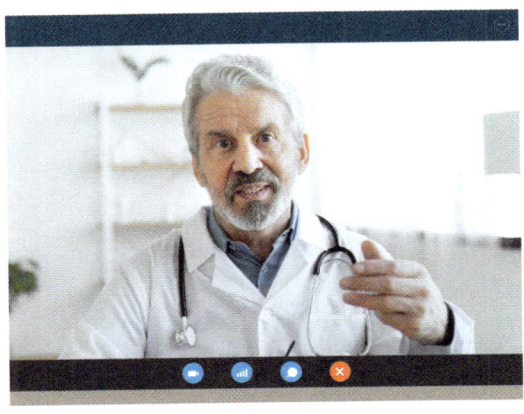

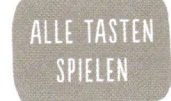

ALLE TASTEN SPIELEN

TIPP 11

Vermeiden Sie einen »Argumente-Zweikampf«

Vielen Patienten fällt es schwer, im Rahmen einer Therapie Verhaltensänderungen zuzustimmen. Im Gespräch kollidieren dann Ihre guten Argumente mit denen Ihres Patienten. Dieser »Argumente-Zweikampf« kostet Zeit und Kraft und führt oft nicht weiter, insbesondere im virtuellen Raum.

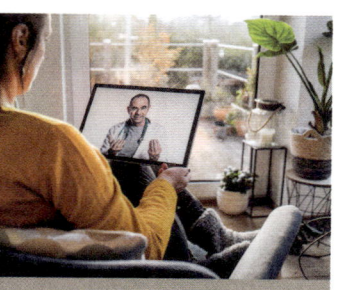

So klappt es meistens:
Machen Sie Ihren Patienten zum Fürsprecher der eigenen Veränderung, indem Sie ihn über Vorteile Ihrer empfohlenen Therapie sprechen lassen – und über Nachteile, wenn er der Therapie NICHT zustimmt.
Das kann Ihrem Patienten helfen, innerlich »den Schalter umzulegen«.

> *Angenommen, Sie weigern sich, Antibiotika einzunehmen. Was könnte Ihnen passieren?*

> *Was denken Sie: Was könnte es Ihnen nützen, ein Antibiotikum einzunehmen?*

KEINE KLINGEN KREUZEN

Halten Sie die Konzentration hoch

Videosprechstunden sind für Sie und Ihre Patienten anstrengend. Für Sie ist es herausfordernd, mehrere Aufgaben im Verlauf einer Videosprechstunde gleichzeitig zu bewältigen: ein gutes Gespräch führen, die Software bedienen, Dokumente parat haben, »technische« Herausforderungen managen, mehr oder weniger geübte Gesprächspartner anleiten etc.

DESHALB:
>> *Planen Sie nach jedem Onlinetermin eine Pause ein.*
>> *Halten Sie durch einen lebendigen Dialog die Aufmerksamkeit hoch.*
>> *Bei Monologen nimmt die Konzentration beim Gegenüber schnell ab.*

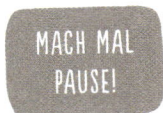
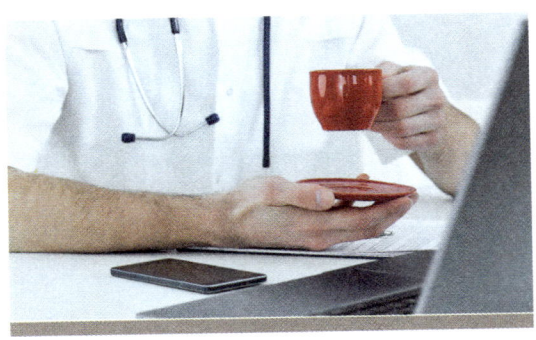

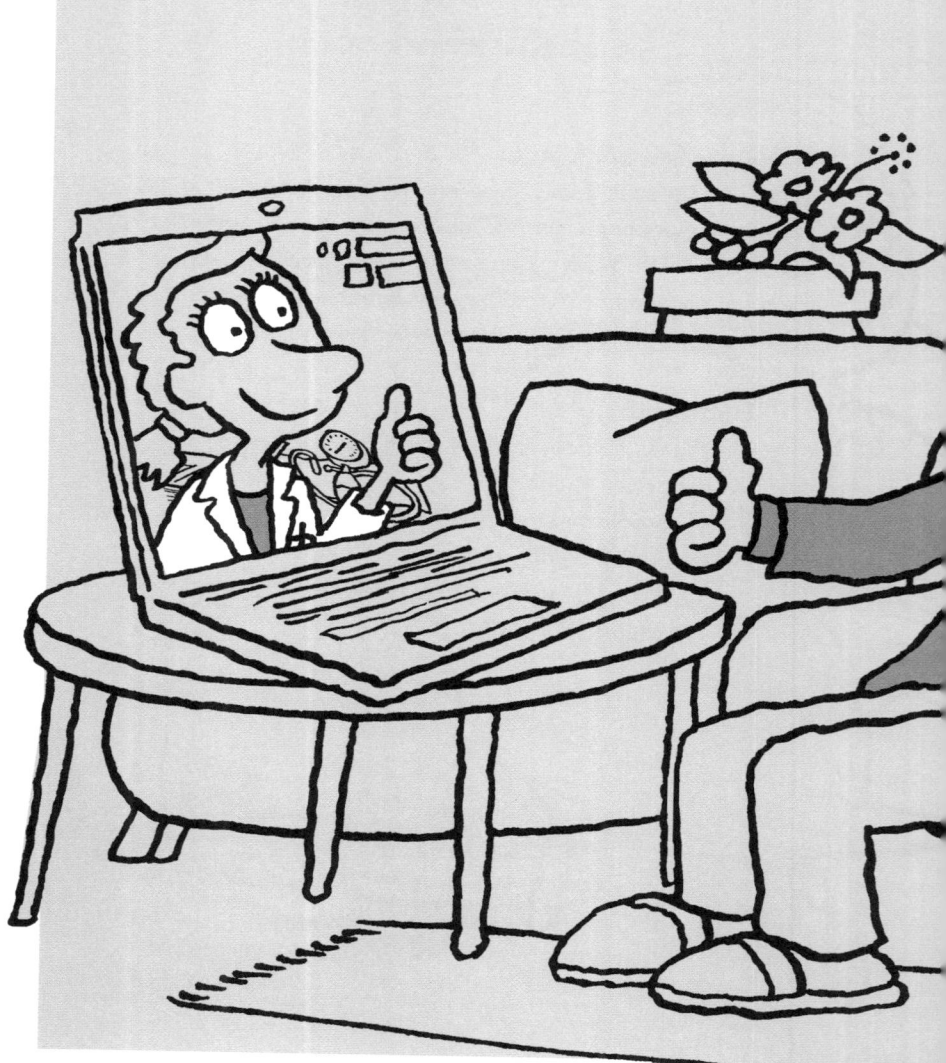

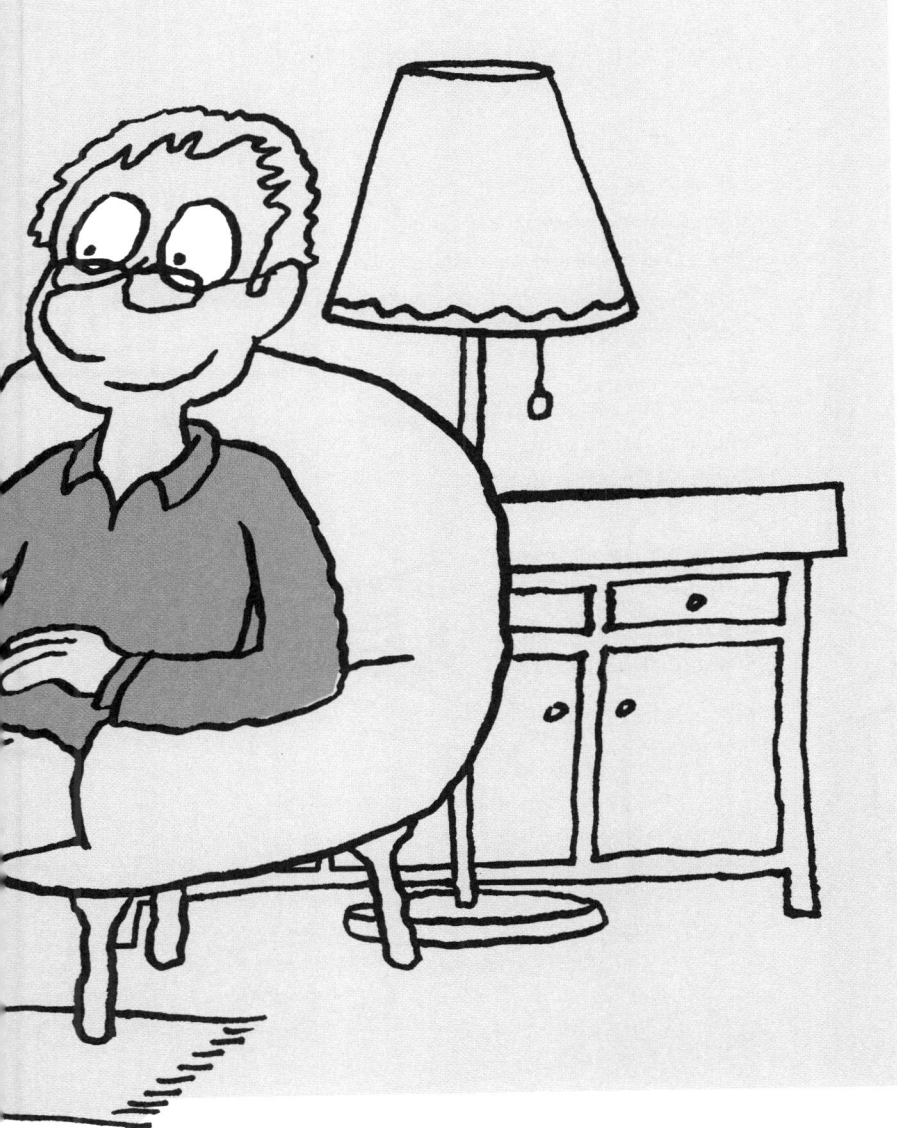

Finden Sie Ihre Gesprächsroutine

Aufgrund der besonderen Rahmenbedingungen einer Videosprechstunde ist es sinnvoll, sich eine gute Gesprächsroutine anzueignen. Das spart allen Beteiligten Zeit und hilft, wichtige Aspekte im Blick zu behalten. Ihren Patienten schenkt sie Sicherheit und schafft Vertrauen.

- → Erfragen Sie, wie es Ihrem Patienten aktuell geht.
- → Fragen Sie zwischendurch nach.
- → Stimmen Sie gemeinsam das weitere Vorgehen ab.
- → Fassen Sie am Ende alles verständlich zusammen.

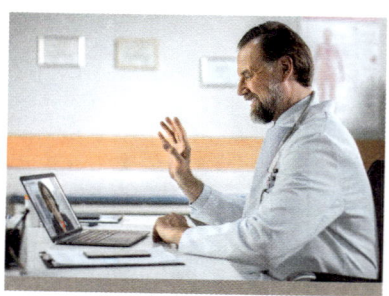

Frau Keller, wie haben sich Ihre Beinbeschwerden zwischenzeitlich entwickelt?

Ich schlage vor, dass wir in zwei Wochen noch einmal einen Ultraschall machen. Passt Ihnen der 17. oder besser der 21.?

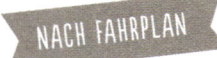

NACH FAHRPLAN

Informieren Sie Ihr Umfeld

In einer Videosprechstunde kann alles Mögliche passieren. Plötzlich steht vielleicht Ihre halbwüchsige Tochter neben Ihnen und bittet um etwas Geld für den Abend. Auch Mitarbeiterinnen, die unvermittelt Ihr Sprechzimmer betreten, führen zu Unterbrechungen und können Ihren Patienten irritieren.

→ Informieren Sie Ihre Kollegen oder Ihre Familie, wenn Sie eine Videosprechstunde anberaumen.
→ Vereinbaren Sie Regeln, unter welchen Bedingungen gestört werden darf.
→ Befestigen Sie einen Hinweis an Ihrer Tür: »Videosprechstunde. Bitte nicht stören!«

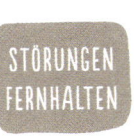
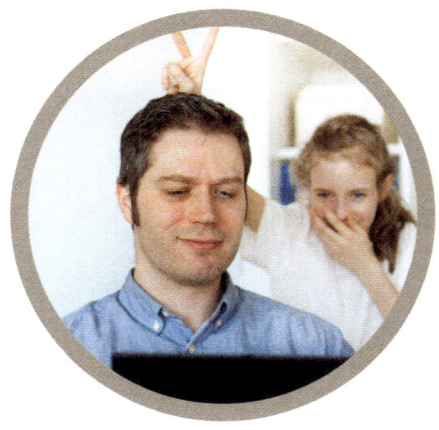

TIPP 15

Fassen Sie das Wichtigste zusammen

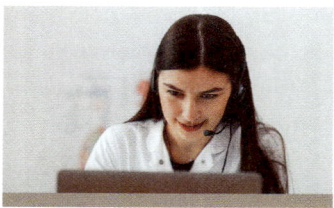

Ihr Patient hat bei einer Videosprechstunde nicht mehr die Chance, noch einmal am Empfang vorbeizugehen, um ungeklärte Dinge anzusprechen, wenn der Termin beendet ist.

→ Fassen Sie die wichtigsten Gesprächsinhalte pointiert zusammen.
→ Fragen Sie am Ende nochmals nach, ob Ihr Patient auch alles gut verstanden hat und ob Sie alles miteinander besprochen haben.
→ Bieten Sie zum Beispiel einen Rückruf an, falls es noch Fragen gibt oder neue aufkommen.

> *Frau Müller, jetzt haben wir den neuen Medikamentenplan und die Tabletteneinnahme besprochen. Denken Sie daran, die Tabletten immer zur gleichen Zeit und mit einem Glas Wasser einzunehmen.*

> *Frau Müller, wenn sich noch Fragen zur Medikamenteneinnahme auftun, dann rufen Sie bitte unter unserer Praxisnummer bei uns an.*

ALLES KLAR?

TIPP 16

Vereinbaren Sie die nächsten Schritte

Schaffen Sie eine Atmosphäre der Verbindlichkeit, indem Sie konkrete nächste Schritte vereinbaren. Damit vermeiden Sie Missverständnisse, gerade im virtuellen Setting.

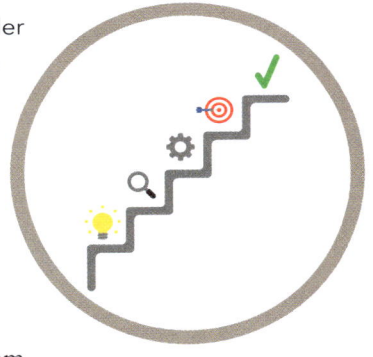

→ Richten Sie den Blick in die Zukunft. Was ist als Nächstes zu tun?
→ Vereinbaren Sie insbesondere am Ende des Gesprächs, was nun ansteht.

Ich würde Sie gerne wieder in zwei Wochen persönlich in unserer Praxis sprechen. Können Sie sich vormittags oder eher nachmittags Zeit nehmen?

Das nächste Mal besprechen wir …

Als Nächstes überweise ich Sie zum Kardiologen. Danach melden Sie sich wieder telefonisch bei uns, und wir entscheiden dann, ob wir uns persönlich sehen oder eine Videosprechstunde vereinbaren …

WEIT-BLICK

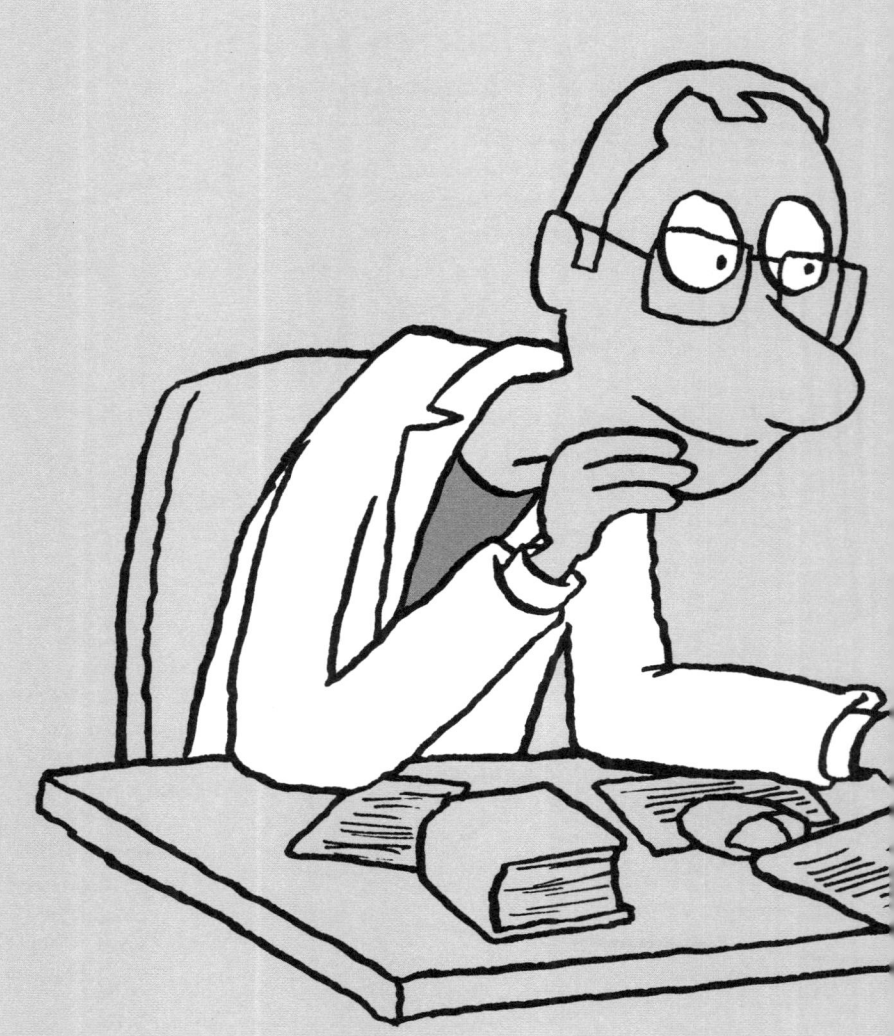

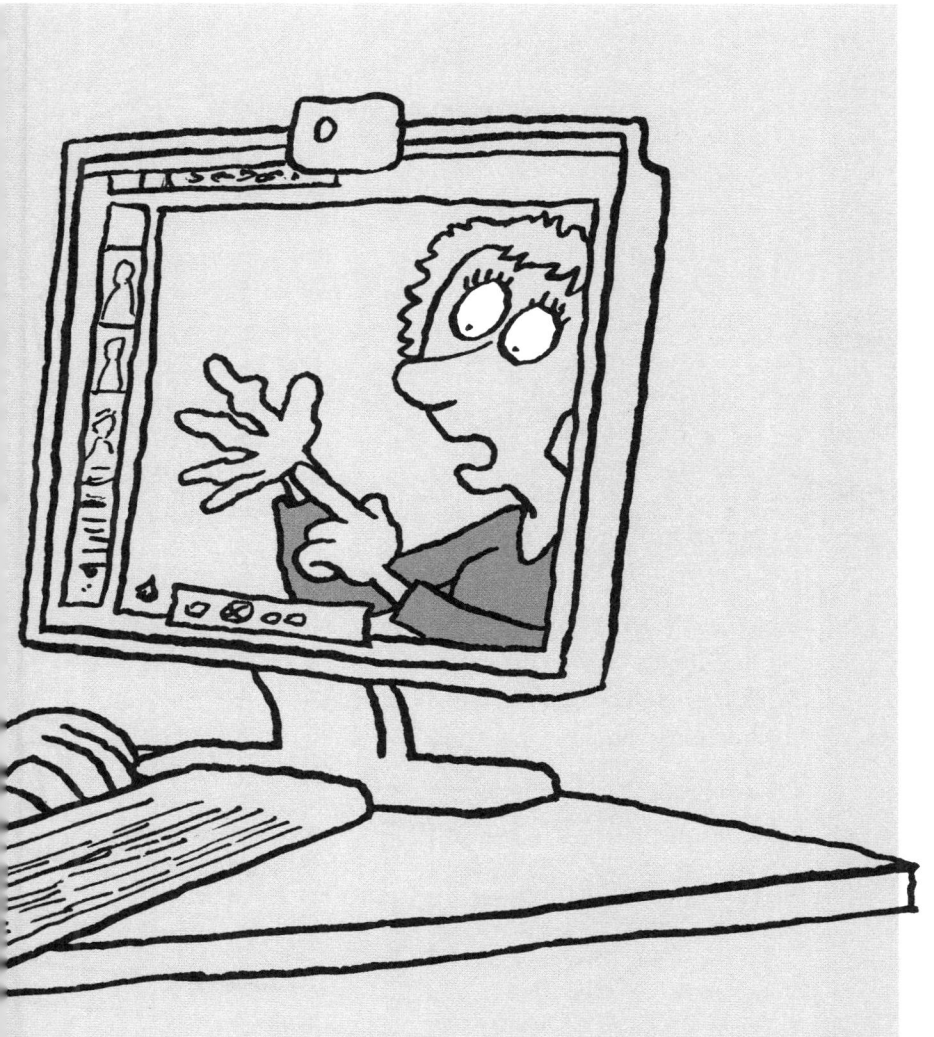

TIPP 17

Lenken Sie das Informationsbedürfnis

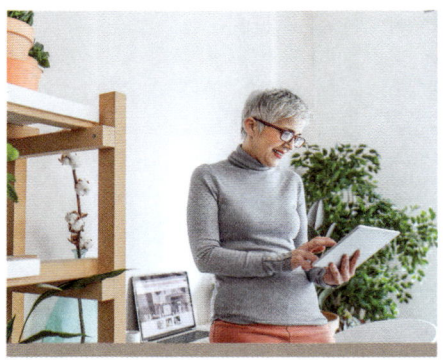

Trotz sorgfältiger Aufklärung in der Videosprechstunde können bei Ihrem Patienten danach noch Fragen offenbleiben. Er sucht dann zum Beispiel im Internet nach Antworten und verliert sich hier. Lassen Sie Ihren Patienten in dieser Situation nicht allein.

→ Geben Sie Hinweise auf Internetseiten, die Sie für hilfreich erachten.
→ Bieten Sie Unterstützung durch informative Broschüren an.

> *Ich schicke Ihnen nach unserem Gespräch noch eine E-Mail. Darin finden Sie den Link zu dem Kurzfilm, über den wir gerade geredet haben.*

> *Ich schicke Ihnen den Link zum Ernährungsratgeber dann per E-Mail.*

WEGWEISER SEIN

Bieten Sie Online-Patientenschulungen an

Sofern keine individuellen und datenschutzrechtlichen Aspekte im Wege stehen, können Sie per Video auch Schulungsgruppen organisieren. Laden Sie mehrere Patienten mit ähnlichen Bedürfnislagen nach deren Zustimmung gleichzeitig ein. Maximal 15 Minuten reichen aus, um beispielsweise mit einem bebilderten Vortrag viel Verständnis zu erreichen.

BEISPIELAGENDA
FÜR EINE PATIENTENGRUPPE:
- → Bebilderte Erläuterungen zu neuen modernen Therapien, die Sie anwenden.
- → Bilder zu den Wirkweisen der Medikamente.
- → Fragen und Antworten – Arzt-Patienten-Dialog.

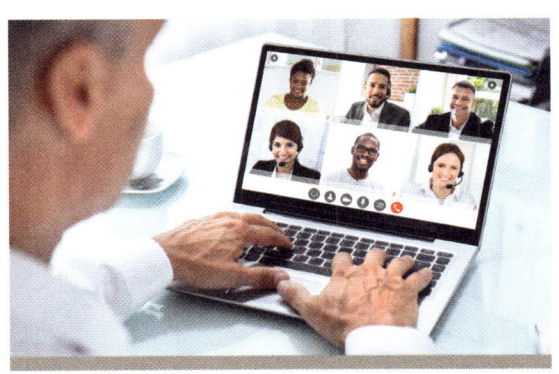

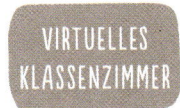

VIRTUELLES KLASSENZIMMER

TIPP 19

Holen Sie Ihren Patienten da ab, wo er steht

Heutzutage ist es für Patienten sehr einfach, an medizinische Informationen unterschiedlicher Qualitäten zu kommen. Andere haben eine »medizinische« Beratung in der Nachbarschaft oder im Tennisklub erhalten … Je mehr Sie darüber wissen, wo Ihr Patient aktuell steht, desto einfacher können Sie damit umgehen.

→ Wie ist der aktuelle Wissensstand Ihres Patienten?
→ Was hat Ihr Patient vom letzten Beratungsgespräch behalten?
→ An welchem Punkt können Sie Ihr Gespräch anknüpfen?

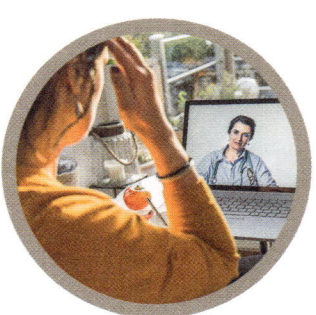

Was wissen Sie bereits über Ihre Erkrankung?

Welche Informationen haben Sie schon dazu gelesen oder gehört?

Was denken Sie, warum wir diese Untersuchung durchgeführt haben?

STANDORTUNG

TIPP 20

Treffen Sie gemeinsame Entscheidungen

Ein Arzt ist darauf trainiert, möglichst rasch medizinische Entscheidungen für einen Patienten zu treffen. So nimmt er ihm aber die Möglichkeit mitzuentscheiden. Eine gemeinsame Überlegung hilft Ihrem Gegenüber dagegen dabei, Eigenverantwortung für sich selbst zu übernehmen und getroffene Therapieentscheidungen dauerhaft umzusetzen.

- → Liefern Sie dem Patienten die Informationen, die er braucht, um sich eine eigene Meinung bilden zu können.
- → Suchen Sie einen gemeinsamen Konsens über das weitere Vorgehen.

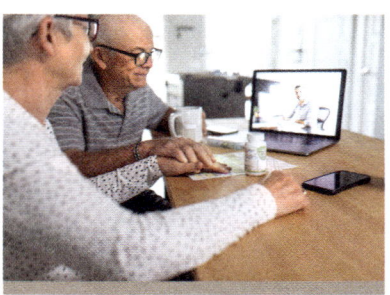

> *Herr Özcan, wie sehen Sie das mit Ihren Kniebeschwerden? Hier gibt es verschiedene Therapiemöglichkeiten, die gleichwertig sind. Wollen wir diese mal gemeinsam anschauen und über die jeweiligen Vor- und Nachteile reden?*

AUF AUGENHÖHE

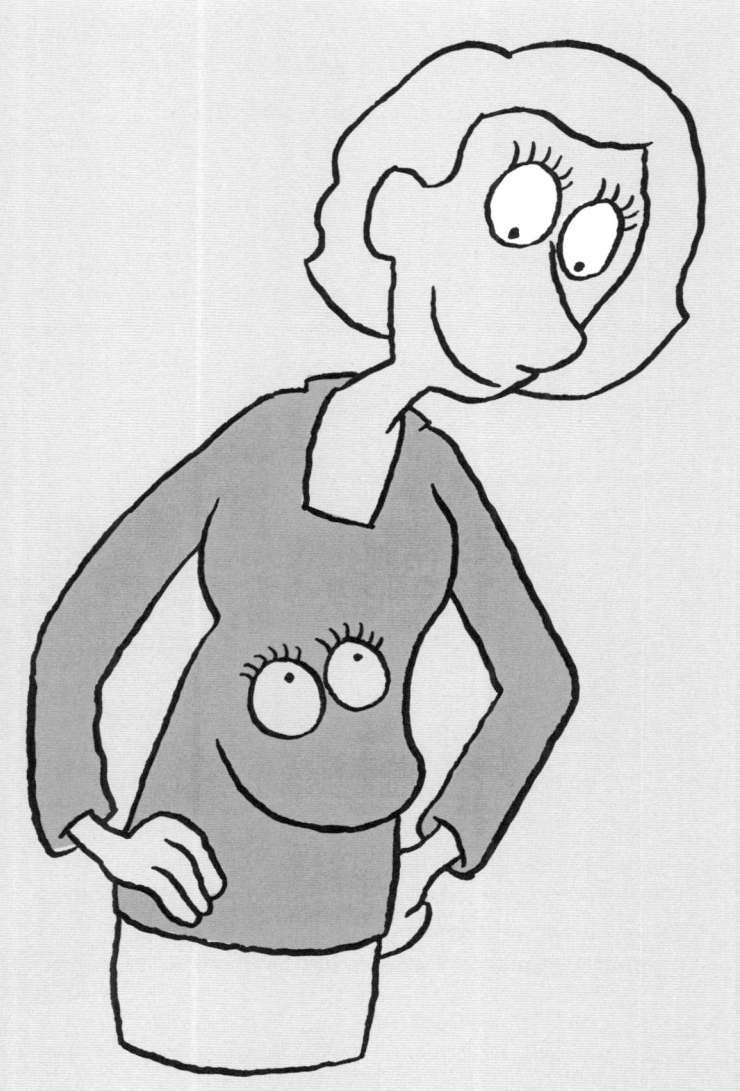

TIPPS FÜR PATIENTEN: GUTE GESPRÄCHE MIT IHREM ARZT

Patienten wünschen sich, dass ihr Arzt sie medizinisch gut versorgt und immer auch als Mensch wahrnimmt. Schließlich fühlen sie sich in einer Krankheitssituation oft verletzlich und ratlos. Zu einem gelingenden Miteinander mit dem Behandler kann aber jeder Patient selbst viel beitragen. Zum einen hilft ein gesundes Bauchgefühl, was für einen selbst passt und was nicht, zum anderen helfen Offenheit und Klarheit. Probieren Sie beim nächsten Arztbesuch mal ein paar der folgenden Tipps aus. Sie sind einfach umsetzbar und haben alle positive Wirkungen!

TIPP 01

Bereiten Sie sich auf das Gespräch vor

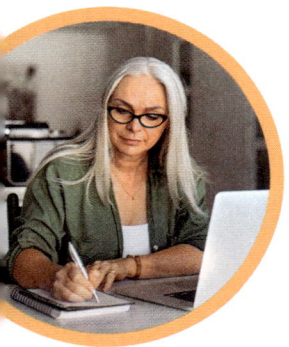

Kennen Sie das auch? Sie sitzen im Sprechzimmer, reden mit Ihrem Arzt und wollen unbedingt noch ein paar Fragen stellen, die Sie sich zu Hause überlegt hatten. Das Problem: In diesem Moment fallen sie Ihnen partout nicht ein…

DESHALB:
>> *Schreiben Sie Ihre Fragen zu Hause auf und bringen Sie diese zum Termin mit.*
>> *Stellen Sie Unterlagen, die Ihnen für Ihr Gespräch wichtig sind, zusammen und nehmen Sie diese mit.*
>> *Übrigens: Vorformulierte Checklisten (zum Beispiel abrufbar unter: www.ichbeimarzt.de) können für die Vorbereitung eine gute Orientierung sein.*

GUT VORBEREITET!

> Frau Dr. Meier, ich habe mir zu Hause ein paar Fragen aufgeschrieben, die mich beschäftigen…

TIPP 02

Fragen Sie nach

Ein »Ja, ja« als Antwort auf das, was Ihnen Ihr Arzt erklärt hat, ist schnell dahingesagt. Es hilft Ihnen aber nicht wirklich weiter, wenn Sie nicht verstanden haben, was er Ihnen vermitteln wollte!

→ Dafür kann es gute Gründe geben: Aufgeregtheit, Missverständnisse, fachsprachliche Ausdrücke …
→ Wenn Sie ganz ruhig nachfragen, helfen Sie Ihrem Arzt dabei, Klarheit zu schaffen, und Sie wissen, worum es geht.

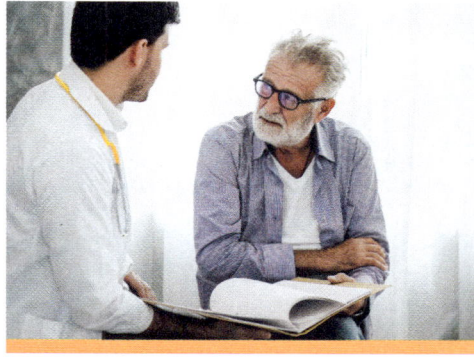

Herr Dr. Klein, ehrlicherweise habe ich nicht ganz verstanden, was Sie mir gerade gesagt haben. Können Sie mir das noch mal anders erklären?

WER FRAGT, VERSTEHT!

TIPP 03

Machen Sie Notizen

Das Thema »Verstehen und Vergessen« begleitet uns ständig im Alltag. Damit wir wichtige Dinge aber besser behalten, gibt es glücklicherweise wirkungsvolle und einfache Methoden.

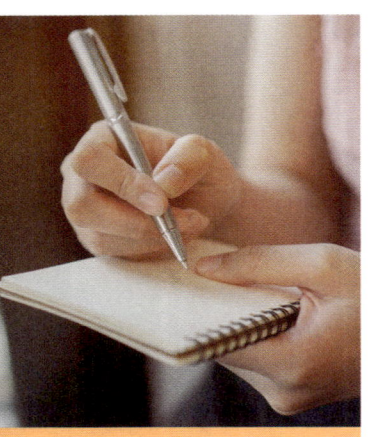

- → Nehmen Sie Papier und Stift zum Arztgespräch mit.
- → Alternativ können Ihnen zum Beispiel Ihr Smartphone oder ein Tablet gute Dienste leisten. Machen Sie sich vorab vertraut mit diesen Medien.
- → Sollten Sie nichts zum Schreiben dabeihaben, fragen Sie doch nach Papier und Stift, wenn Sie in die Praxis oder Ambulanz kommen.

WER SCHREIBT, DER BLEIBT!

Herr Dr. Müller, ich habe mir etwas zum Schreiben mitgebracht und mache mir ein paar Notizen.

Ich möchte mir gerne was aufschreiben von dem, was Sie mir erklären. Hätten Sie vielleicht einen Stift und Papier für mich?

TIPP 04

Treffen Sie keine vorschnellen Entscheidungen

Gerade wenn es um wichtige Entscheidungen für Sie und Ihre Gesundheit geht, sollten Sie sich Zeit damit lassen. Der Satz »Darüber möchte ich erst mal schlafen« bietet hierfür eine sehr gute Brücke.

→ Wägen Sie gemeinsam offen mit Ihrem Arzt ab, wie schnell eine Entscheidung getroffen werden muss.
→ Bedenken Sie in aller Ruhe Ihre Entscheidung.
→ Ein Gespräch mit dem Partner oder guten Freunden kann auch weiterhelfen.

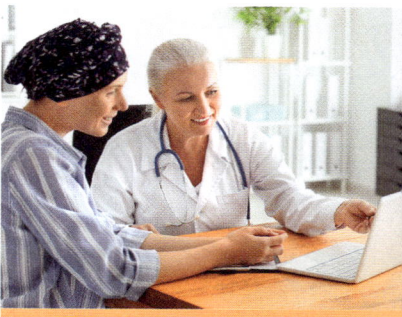

> *Frau Dr. Karstens, das war jetzt ganz schön viel für mich. Ich möchte darüber erst einmal in Ruhe nachdenken. Ist das okay?*

EILE MIT WEILE

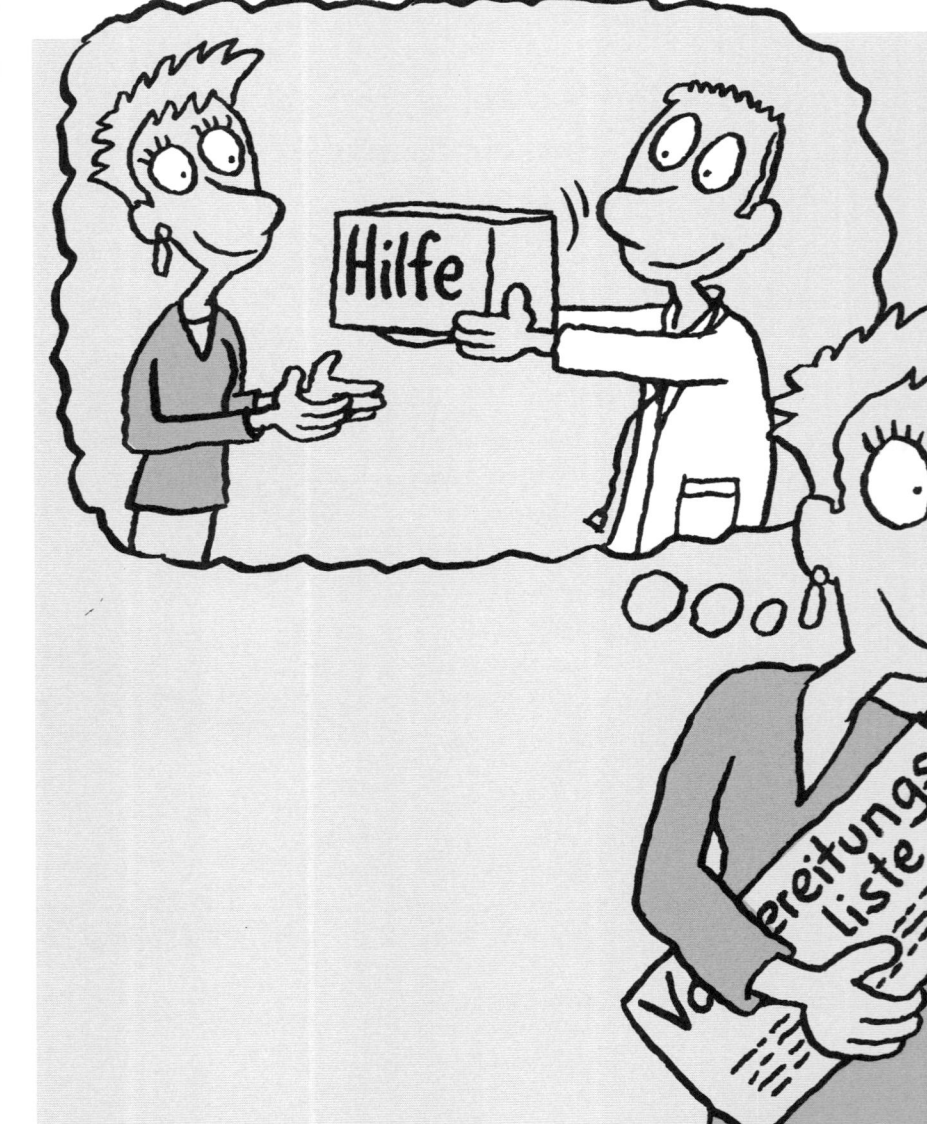

TIPP 05

Kommen Sie bei Bedarf in Begleitung

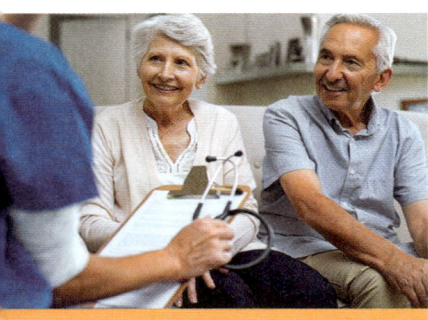

Gerade bei sehr wichtigen Entscheidungen, in belastenden Situationen oder vielleicht auch einfach, weil Sie Angst vor dem haben, was auf Sie zukommen könnte: Nehmen Sie sich für den nächsten Termin ruhig Verstärkung mit, zum Beispiel in Form Ihres Partners oder eines Freundes.

→ Das Gesprochene wird so von vier Ohren gehört, das beugt eventuellen Missverständnissen vor.
→ Ihre Begleitung kann auch für Sie Notizen machen und Sie können sich dann besser auf das Gespräch mit dem Arzt konzentrieren.
→ Hinterher können Sie in Ruhe alles nochmals durchsprechen und überprüfen, ob Sie beide alles in gleicher Weise verstanden haben.

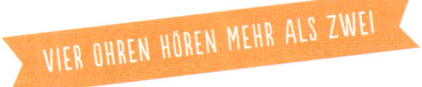

VIER OHREN HÖREN MEHR ALS ZWEI

TIPP 06

Eine weitere Meinung kann helfen

Auch in der Medizin gilt wie so oft: Viele Wege führen nach Rom. Damit Sie als Patient eine gute Entscheidung für sich treffen können, hilft bei Bedarf die Meinung eines weiteren Arztes. Die Entscheidung, was letztendlich medizinisch unternommen wird, liegt dabei immer bei Ihnen.

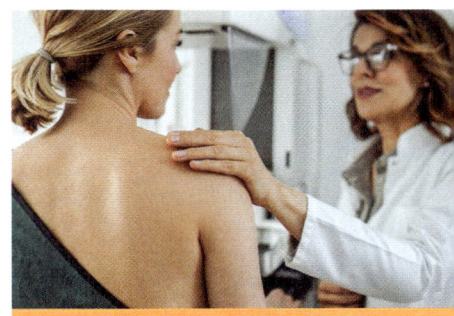

→ Sollten Sie das Einholen einer Zweitmeinung erwägen, sprechen Sie mit Ihrem Arzt darüber.

→ Je offener, desto besser: Auch wenn es für Sie eventuell unangenehm ist, danach zu fragen. Für Ihren Arzt ist das Einholen einer »zweiten Meinung« ein ganz normaler Vorgang.

→ Lassen Sie sich gegebenenfalls Berichte, Laborwerte und Ergebnisse, etwa von Röntgenuntersuchungen, zusammenstellen.

MEINUNGS-VIELFALT SCHAFFT SICHERHEIT

Frau Dr. Kramer, dies ist für mich eine sehr schwierige Situation, die mich echt überfordert. Ich würde gerne noch eine weitere Meinung zur möglichen Behandlung hören.

TIPP 07

Fordern Sie Aufmerksamkeit ein

Ein Arzt hat häufig viele Aufgaben zu bewältigen. Sollte er aber im Gespräch mit Ihnen unaufmerksam wirken, etwas in den Computer tippen oder ein Telefongespräch annehmen, können Sie so vorgehen, damit Sie wieder konzentriert ins Gespräch kommen:

- → Schweigen Sie einen Moment, bis Ihr Arzt sich Ihnen wieder zuwendet.
- → Sprechen Sie Ihren Arzt höflich darauf an, dass Sie das Gefühl haben, er sei gerade etwas abgelenkt.

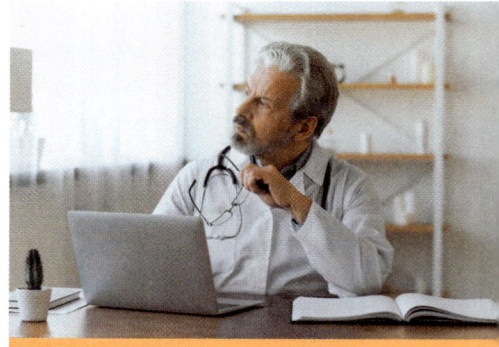

ENTSCHLEUNIGEN

Herr Dr. Schneider, ich sehe, bei Ihnen steppt gerade der Bär. Machen Sie das in Ruhe fertig, ich warte solange.

TIPP 08

Vergewissern Sie sich

Im Gespräch mit Ihrem Arzt kann es durchaus auch mal zu Missverständnissen kommen. Indem Sie das, was Ihr Arzt oder Ihre Ärztin Ihnen erklärt, mit Ihren eigenen Worten wiedergeben, schaffen Sie eine Verständnisebene.

→ Gerade bei wichtigen Gesprächsinhalten ist ein gemeinsames Verständnis wichtig.
→ Ergreifen Sie die Initiative und sagen Sie dem Arzt, wie Sie es verstanden haben.
→ So geben Sie ihm die Chance zu hören, ob alles so angekommen ist, wie er es beabsichtigt hat.

Frau Dr. Kistner, Sie meinen also, ich sollte mit der Therapie erst beginnen, wenn meine Erkältung vorbei ist?

PINGPONG

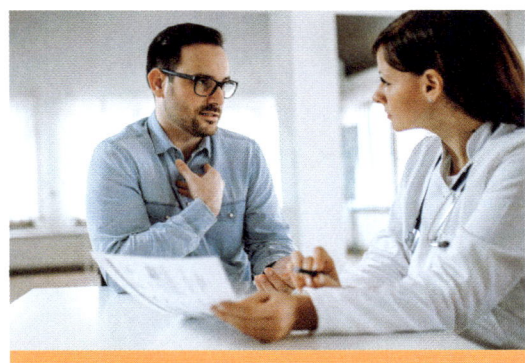

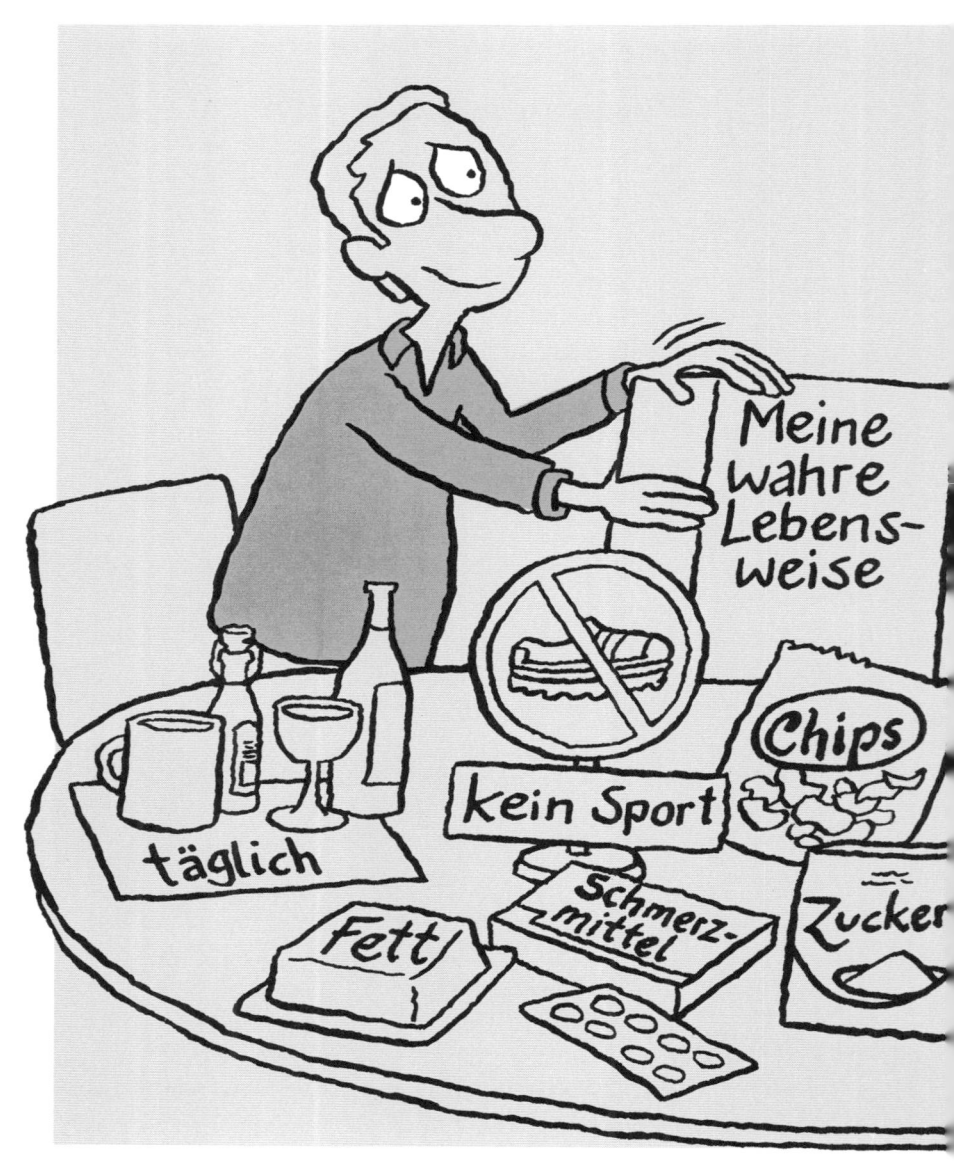

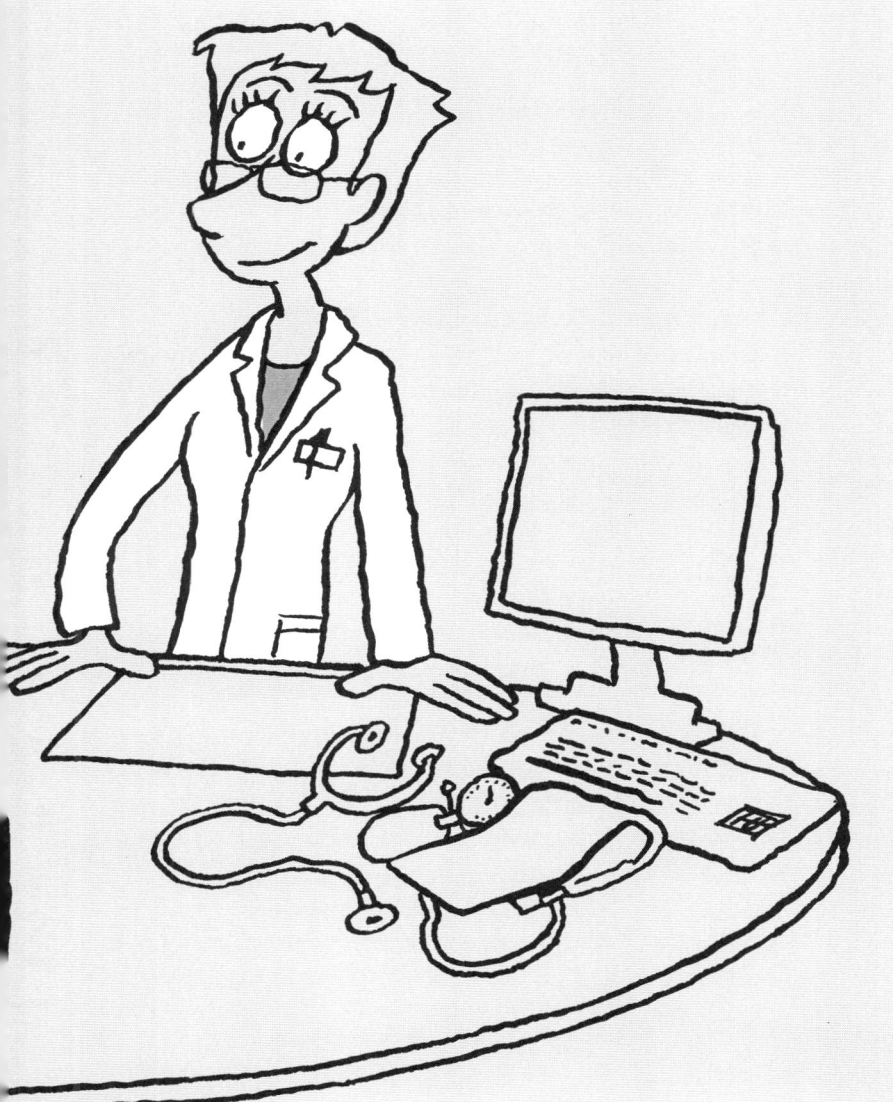

TIPP 09

Lassen Sie sich die Medikation erklären

Verschreibt der Arzt Ihnen neue Medikamente, tun sich für Sie wichtige Fragen auf:

→ Warum soll ich das Medikament einnehmen?
→ Wann und wie soll ich es einnehmen und über welchen Zeitraum?
→ Wie gut verträglich ist es?
→ Wie steht es mit den Wechselwirkungen mit anderen Medikamenten, die ich noch einnehme?

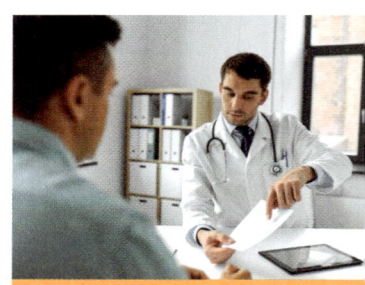

DESHALB:

>> *Lassen Sie sich einen Medikamentenplan aushändigen, erklären und gegebenenfalls schriftlich ergänzen.*
>> *Sprechen Sie mit Ihrem Arzt auch offen über Medikamente und/oder Nahrungsergänzungsmittel, die Sie einnehmen, von denen er noch nichts weiß. Dazu gehören frei verkäufliche oder von anderen Ärzten verordnete.*

ÜBERBLICK VERSCHAFFEN

Frau Dr. Emde, jetzt hab ich zwei neue Medikamente dazu bekommen. Ich weiß nicht, ob ich mir das alles merken kann? Können Sie mir die Einnahme erklären und aufschreiben?

TIPP 10

Erkundigen Sie sich nach Informationsmaterial

Ihr Arzt wird mit Ihnen über Ihre Beschwerden und die Möglichkeiten zur Behandlung sprechen. Manchmal haben Sie aber vielleicht noch den Wunsch nach weiterführenden Informationen. Fragen Sie in einem solchen Fall ruhig nach.

- → Lassen Sie sich Tipps geben, wo Sie seriöse Informationen finden, zum Beispiel ausgewählte Webseiten.
- → Bitten Sie um Broschüren oder Bezugsquellen, damit Sie zu Hause in Ruhe noch etwas nachlesen können.
- → Erkundigen Sie sich nach Kontaktadressen, beispielsweise von Selbsthilfegruppen.

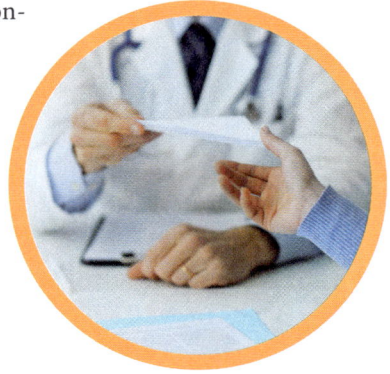

Dr. Hertlich, haben Sie zum Thema Herzerkrankungen etwas zum Nachlesen?

DARF'S EIN BISSCHEN MEHR SEIN?

TIPP 11

Sprechen Sie Zweifel offen an

Möglicherweise fühlen Sie sich mit einer Empfehlung Ihres Arztes nicht so richtig wohl oder haben diese nicht ganz verstanden. Wichtig ist, dass Sie sich bei derlei Zweifeln noch mal in Ruhe miteinander austauschen.

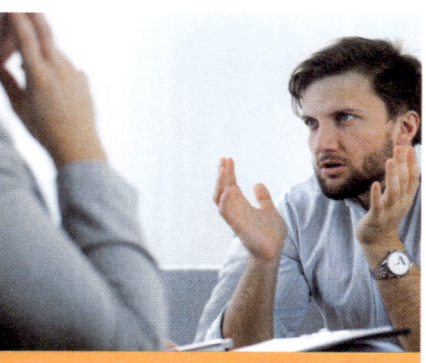

→ Sprechen Sie das Thema an, ohne vorwurfsvoll zu wirken.
→ Begründen Sie Ihre Haltung.
→ Bleiben Sie aufgeschlossen für sachlich gute Argumente des Arztes.

Herr Dr. Dregium, alles, was recht ist, das können Sie mir nicht verschreiben.

Herr Dr. Dregium, ich bin mit Ihrer Empfehlung noch im Zweifel. Ich habe hier verschiedene Sachen dazu gelesen.

LASS UNS REDEN!

TIPP 12

Legen Sie eine Gesundheitsmappe an

Befunde, Laborergebnisse, Gutachten, Therapiepläne, Briefe und viele weitere wertvolle Informationen zu Ihrer Gesundheit verbleiben in medizinischen Einrichtungen. Oder Arztkollegen tauschen die Unterlagen zweckgebunden miteinander aus, beispielsweise wenn es um eine zweite Meinung geht.

- → Sammeln Sie für sich Kopien, das kann wichtig für eine weitere erfolgreiche Behandlung sein. Sie erhalten diese Unterlagen meistens auf Nachfrage.
- → Doppelter Vorteil: So können Sie stets auf diese Informationen zurückgreifen und bei Bedarf mit einem neuen Arzt teilen.
- → Bitte nehmen Sie zum Arztbesuch nicht Ihre komplette Mappe mit, sondern nur für den Besuch relevante Unterlagen.

> *Frau Dr. Müller, sind Sie so freundlich und lassen mir eine Kopie der Laborwerte machen?*

> *Für meine eigene Ablage hätte ich gerne eine Kopie des Arztbriefs aus der Klinik. Würden Sie das bitte veranlassen?*

GESAMTBILD

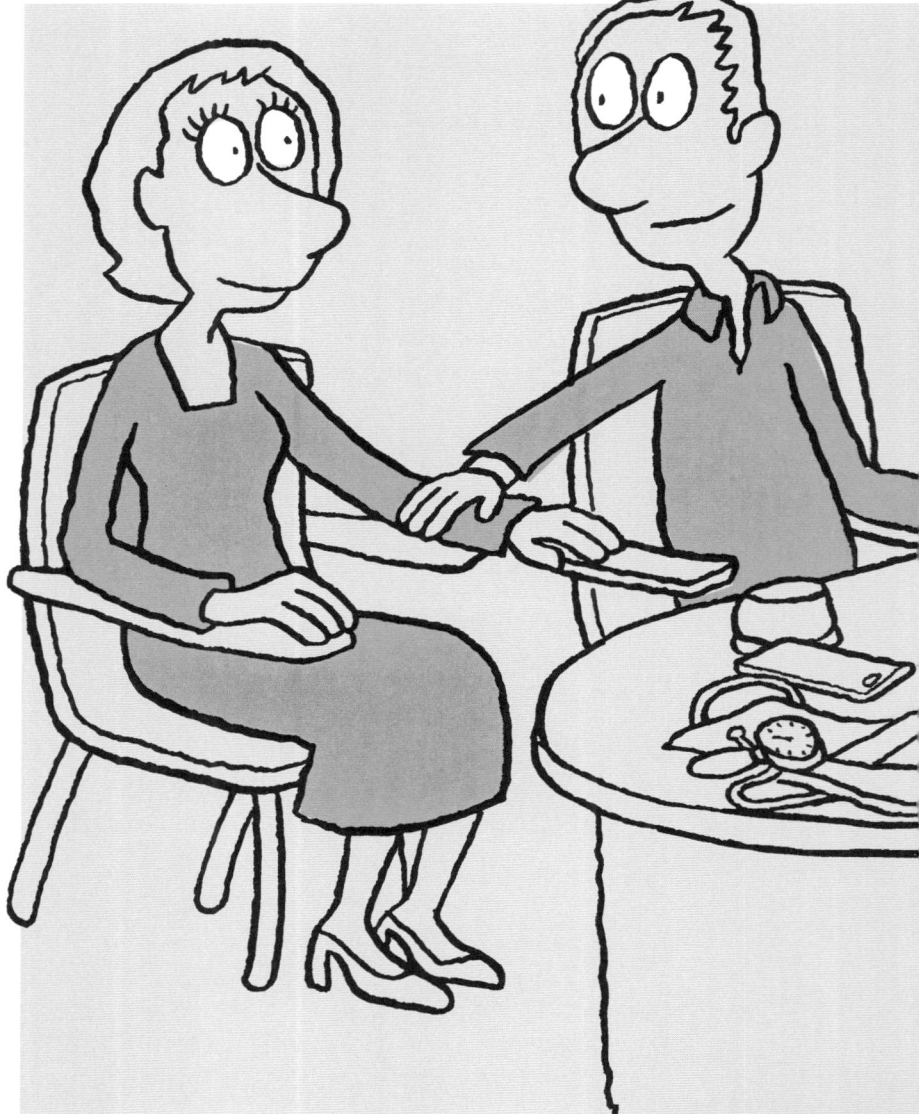

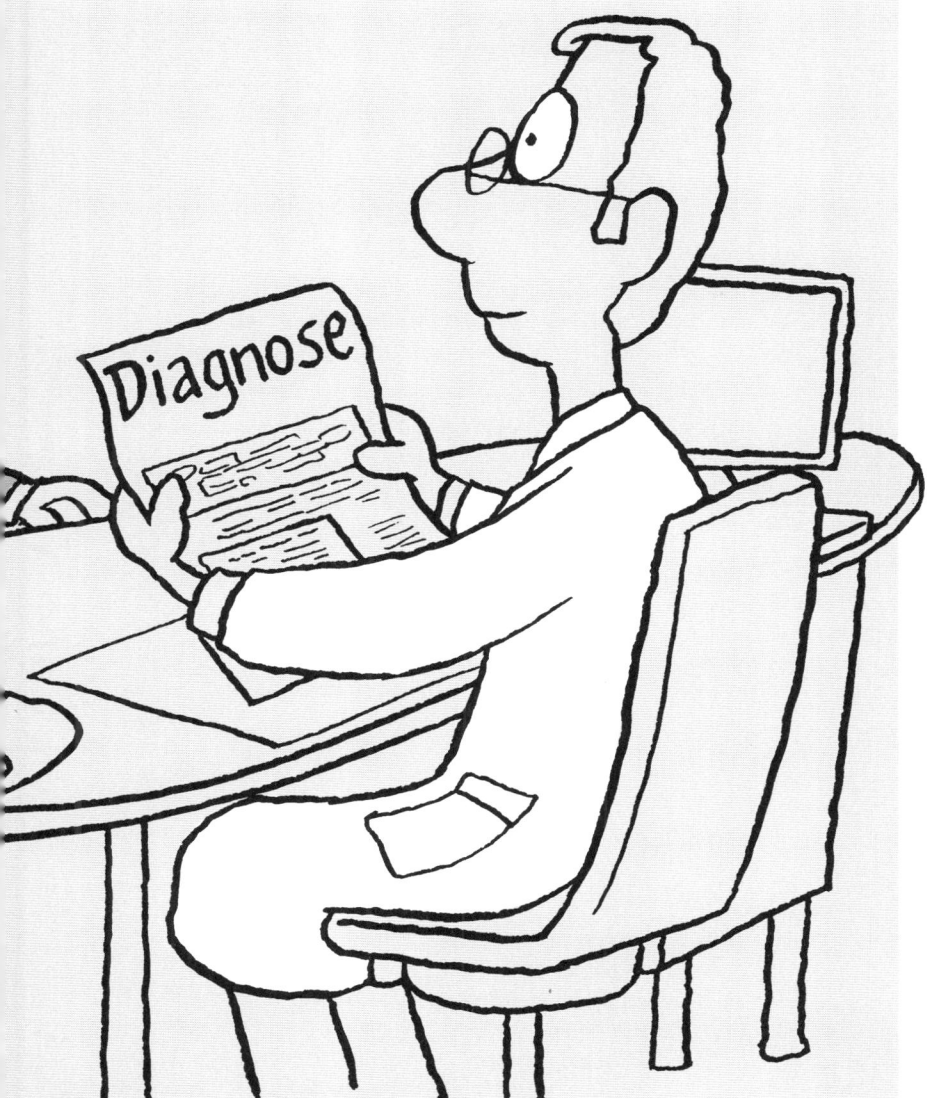

TIPP 13

Verzichten Sie auf »Extrawürste«

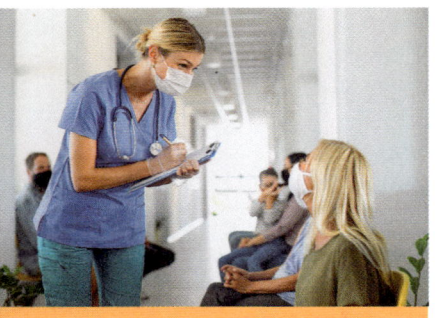

In medizinischen Einrichtungen kümmern sich viele Menschen engagiert und zugewandt um Ihre Gesundheit. Damit alle Beteiligten an Ihrem Gesundungsprozess weiter gut an einem Strang ziehen, sollten Sie, genauso wie alle anderen, aktiv an einem respektvollen Miteinander mitwirken.

→ Haben Sie Verständnis dafür, dass alle Patienten gleich behandelt werden.
→ Lassen Sie sich auf die Vorgaben des Personals ein.
→ In Notfällen werden Sie, wie andere auch, immer bevorzugt behandelt.
→ Bei kurzen Gesprächen auf dem Flur: Setzen Sie nicht voraus, dass Ihr Arzt spontan Ihre Akte auswendig kennt.

RESPEKT!

Ich warte schon eine halbe Stunde! Und die Dame, die nach mir gekommen ist, wird sofort aufgerufen!

Jetzt lassen Sie mich doch ganz kurz mit dem Doktor sprechen, wenn er rauskommt. Wir sind gute Freunde!

TIPP 14

Schildern Sie ehrlich Ihre Beschwerden

Kennen Sie das? Ein Freund erzählt von seinem Arztbesuch: »Ich hab dem Doktor nicht alles erzählt. Sonst kommt er noch auf dumme Gedanken und schickt mich zum Facharzt. Wenn man erst mal in dieser Mühle drinsteckt, dann...« Ihr Arzt kann Ihnen aber viel schneller weiterhelfen, wenn Sie ihm ganz offen von Ihren Beschwerden berichten. Das erleichtert ihm die Diagnosefindung wie auch die passende Therapie.

- → Übertreiben oder verharmlosen Sie nicht.
- → Nennen Sie korrekte Zeitangaben, zum Beispiel, wann bestimmte Beschwerden angefangen haben.
- → Sprechen Sie auch offen über Ihren Lebensstil. Es sollte Ihnen im Zweifelsfall nichts peinlich sein, das hilft nur Ihrer Behandlung.

Meine Frau schickt mich, weil es mich im Rücken ein bisschen zwickt!

Durch das viele Arbeiten am Computer komme ich eigentlich gar nicht mehr vor die Tür und bin total verspannt.

HAND AUFS HERZ

Vermeiden Sie
»Ja, aber«-Formulierungen

Ihr Arzt wird Ihnen im Verlauf des Gesprächs seine Gedanken zur Diagnose mitteilen und eine Therapieempfehlung aussprechen. Hinterfragen ist immer erlaubt. Die Frage ist nur: Wie?

→ Vorsicht mit »Ja, aber«-Formulierungen. Sie transportieren einen verkappten Vorwurf und eine »Ich weiß es besser«-Haltung. Das ist nicht konstruktiv.
→ Probieren Sie es einmal mit der rhetorischen Variante »Ja, und …«. Dadurch regen Sie IhrenIhr Arzt dazu an, Ihnen bestimmte Zusammenhänge genauer zu erklären.

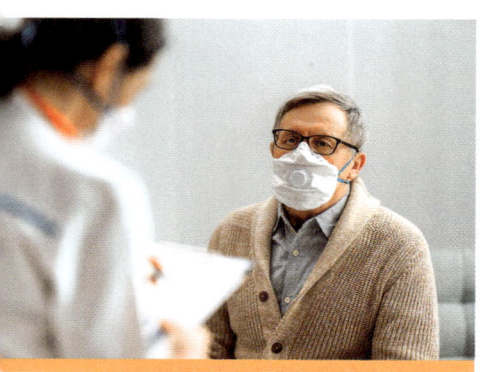

Schmerzmittel? Ja, aber die sind doch nicht gut für den Magen!

Schmerzmittel? Ja, und wie wirken die auf meinen Magen?

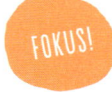

TIPP 16

Reden Sie offen über Schwierigkeiten beim Dranbleiben

»Und wie klappt es mit der regelmäßigen Einnahme Ihrer Medikamente?« Niemand gibt gerne zu, dass es NICHT gut klappt oder dass man Vereinbarungen NICHT eingehalten hat. Wer möchte schon als »unzuverlässig« oder gar »dumm« dastehen?

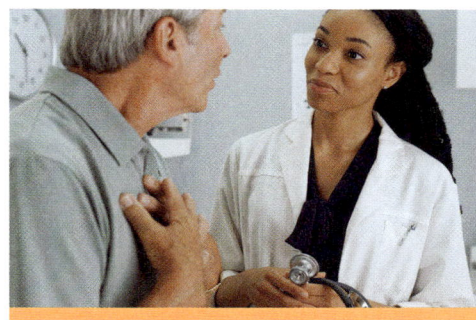

→ Vertrauen Sie Ihrem Arzt oder Ihrer Ärztin und reden Sie offen über Ihre Schwierigkeiten mit den bisherigen Empfehlungen.
→ Verändern Sie nicht ohne Rücksprache die Therapie.

> *Herr Dr. Schlageter, die Kapseln sind viel zu groß, ich kann die kaum runterschlucken.*

> *Am Anfang habe ich ganz brav die Tabletten genommen. Aber in letzter Zeit vergesse ich die abends manchmal.*

EHRLICH WÄHRT AM LÄNGSTEN

TIPP 17

In der Kürze liegt die Würze

Ihr Arzt stellt Ihnen Fragen. Ihre Antworten helfen ihm, Ihre Krankheitsgeschichte zu verstehen, die Diagnose zu stellen und eine individuell passende Therapie einzuleiten. Je klarer und genauer Sie antworten, umso besser und schneller kann Ihr Arzt Ihnen helfen.

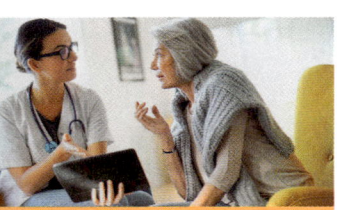

DESHALB:
>> *Antworten Sie kurz und genau.*
>> *Bleiben Sie beim Thema.*
>> *Fragen Sie zurück, falls Sie ihn nicht richtig verstanden haben.*

BEISPIEL:
»Und, Herr Krause, seit wann haben Sie diese Schmerzen im Bereich der Nieren?«

Das hat etwa vor vier Wochen angefangen. Am Abend sind die Schmerzen immer stärker.

Also angefangen hat das ja im Urlaub. Wir waren mit Freunden im Allgäu und da merke ich so ein Ziehen. Ich hab das erst nicht ernst genommen und bin ja auch viel gewandert.

FAKTEN, FAKTEN, FAKTEN

TIPP 18

Fragen Sie besser erst mal an

Bis vor gar nicht so langer Zeit war es üblich, dass man zum Arzt geht, um vielleicht ein Rezept zu bestellen, Laborwerte zu erfragen oder einfach nur zur Sprechstunde zu gehen. Das ist nicht immer nötig. Um Infektionsrisiken für sich und andere klein zu halten, sollten Sie nicht nur in Zeiten einer Pandemie überlegen, ob nicht auch ein Kontakt per Telefon oder Video hilfreich ist.

DESHALB:

>> *Gehen Sie nicht einfach ohne Voranmeldung und wegen jedes Anliegens in eine Praxis oder Klinik.*

>> *Rufen Sie Ihren Arzt an und entscheiden Sie gemeinsam, ob ein persönlicher Besuch notwendig ist.*

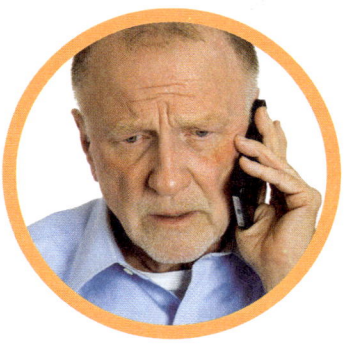

Guten Tag, Frau Dr. Schmelzer, ich brauche ein neues Rezept für meine Darmbeschwerden. Kann ich nachher vorbeikommen und es abholen oder schicken Sie es mir?

ERST ANRUFEN!

TIPP 19

Übernehmen Sie Verantwortung für sich selbst

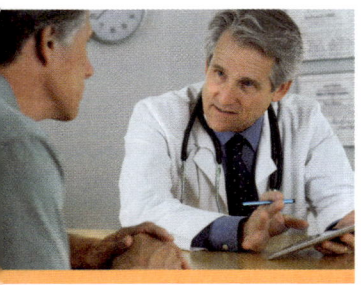

»Wäre ich doch nur früher zum Arzt gegangen…«. Oft wird uns erst bewusst, welch kostbares Gut unsere Gesundheit ist, wenn wir uns nicht gut fühlen oder krank sind. Dabei kann jeder von uns vorbeugend viel für sich tun. Nehmen Sie Ihre Gesundheit in die Hand und achten Sie mit der Hilfe Ihres Arztes gut auf sich.

→ Lassen Sie sich beraten, welche Vorsorgeuntersuchungen und Check-ups Ihre Krankenlasse übernimmt, und nehmen Sie diese regelmäßig wahr.
→ Prüfen Sie gemeinsam mit Ihrem Arzt Ihren Impfstatus.
→ Fragen Sie nach möglichen Gesundheitsprogrammen, die Ihnen guttun könnten.

Herr Dr. Brewenter, ich werde jetzt bald 50. Welche Vorsorgeuntersuchungen würden Sie mir empfehlen?

PASSEN SIE AUF SICH AUF!

Schützen Sie sich und das medizinische Personal

Es gibt Situationen, in denen persönliche Gespräche mit Ihrem Arzt besser mit einem Mund-Nasen-Schutz erfolgen. So schützen Sie sich und andere vor Ansteckung. Damit gelingt ein Gespräch auch mit Maske gut:

- → Tragen Sie Ihre frische Maske richtig: über Mund und Nase.
- → Sprechen Sie etwas lauter als sonst und auch mit Augen und Händen, um Gesagtes zu verdeutlichen.
- → Fragen Sie nach, wenn Sie den Arzt akustisch nicht richtig verstanden haben.
- → Seien Sie offen für neue Gesprächskanäle wie zum Beispiel die Videosprechstunde. Die läuft natürlich ohne Maske ab.

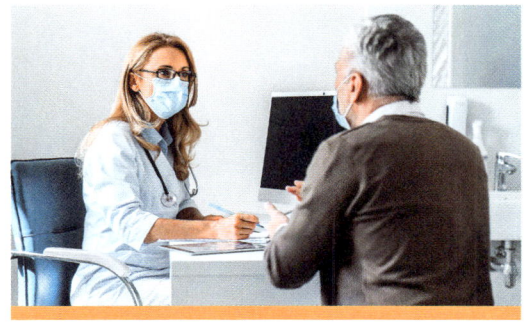

GENAU HINGUCKEN!

WEITERFÜHRENDE LITERATUR

Adler, Yael: Wir müssen reden, Frau Doktor! Droemer 2020

Damm, Lilly; Leiss, Ulrike; Habeler, Wolfgang; Habeler, Ulrike (Hrsg.): Ärztliche Kommunikation mit Kindern und Jugendlichen. Lit 2014

Baller, Gaby; Schaller, Bernhard: Kommunikation im Krankenhaus: Erfolgreich kommunizieren mit Patienten, Arztkollegen und Klinikpersonal. Springer 2017.

Brand-Hörsting, Birgit: Wertschätzende Kommunikation für Pflegefachkräfte und Ärzte. Junfermann 2019

Braun, Susann Theresa: Kommunikation ist Teil der Heilung: Arzt und Patient als Partner, ViaNova 2015

Bucka-Lassen, Edlef: Das schwere Gespräch; Deutscher Ärzte Verlag 2005

Dreißig, Verena: Interkulturelle Kommunikation im Krankenhaus: Eine Studie zur Interaktion zwischen Klinikpersonal und Patienten mit Migrationshintergrund (Kultur und soziale Praxis). Transcript 2005

Emmerling, Pamela: Ärztliche Kommunikation; Thieme 2019

Fuchs, Friedrich: Gewaltfreie Kommunikation: Wie Sie in 4 Schritten ganz einfach Konflikte lösen, mit toxischen Beziehungen umgehen, Wut auflösen, mehr Vertrauen und Freude erleben durch Wertschätzung sowie Empathie. Eigenverlag 2019

Geisler, Linus: Arzt und Patient – Begegnung im Gespräch. pmi 2006

Heiland, Regine: Weil Worte wirken. Kohlhammer 2018

Kölfen, Wolfgang: Ärztliche Gespräche, die wirken. Springer 2016

Meinzer, Dorothee Christiane: Die Arzt-Patient-Beziehung in einer digitalisierten Welt: Zur kommunikativen Konstruktion einer mediatisierten Beziehung. Springer VS 2019

Rixen, Dieter: Das Arzt-Patienten-Gespräch: Ein Kommunikationstrainer für den klinischen Alltag. De Gruyter 2015

Rosenberg, Marshall B.: Gewaltfreie Kommunikation: Eine Sprache des Lebens. Junfermann 2016

Rossman, Constanze; Hastall, Matthias R. (Hrsg.): Handbuch der Gesundheitskommunikation: Kommunikationswissenschaftliche Perspektiven. Springer VS 2019

Schirmer, Uwe Bernd: Einfühlsam Gespräche führen. Empathische Kommunikation in Gesundheits-, Pflege- und Sozialberufen. Hogrefe 2018

Langer, Thorsten zuerst nennen und unter L einordnen - dieser Name steht auf dem Cover zuerst in der Reihe (Hrsg.): Grundlagen der Arzt-Patient-Interaktion: Handlungsanleitungen für die Praxis. Mediengruppe Oberfranken 2020

Schnichels, Stephanie: Patienten- und Teamkommunikation für Ärzte. Elsevier 2019

Schweickhardt, Axel; Fritzsche, Kurt: Kursbuch ärztliche Kommunikation. Grundlagen und Fallbeispiele aus Klinik und Praxis. Deutscher Ärzteverlag 2016

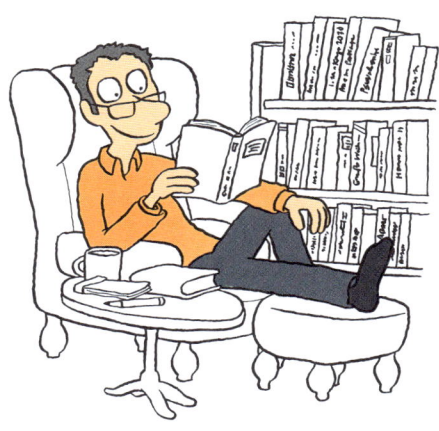

IMPRESSUM

© 2021 GRÄFE UND UNZER VERLAG GmbH,
Postfach 860366,
81630 München

GU ist eine eingetragene Marke der GRÄFE UND UNZER VERLAG GmbH,
www.gu.de

ISBN 978-3-8338-7948-7

1. Auflage 2021

Alle Rechte vorbehalten. Nachdruck, auch auszugsweise, sowie Verbreitung durch Bild, Funk, Fernsehen und Internet, durch fotomechanische Wiedergabe, Tonträger und Datenverarbeitungssysteme jeder Art nur mit schriftlicher Genehmigung des Verlages.

Projektleitung: Christof Klocker
Lektorat: Anna Cavelius
Umschlaggestaltung und Layout: independent Medien-Design, Horst Moser, München
Herstellung: Markus Plötz
Satz: Uhl + Massopust, Aalen
Lithos: Ludwig Media, Zell am See
Druck und Bindung: DZS, Slowenien

Bildnachweis

Cover und Innenteilillustrationen: Werner Tiki Küstenmacher
Autorenportraits: S. 3 und 4, privat; S. 3, drittes Bild von oben Copyright: Pfizer/André Forner
Adobe Stock: S. 11, 13, 16, 17, 18, 19, 22, 23, 24, 25, 28, 30, 36, 37, 40, 41, 42, 43, 46, 48, 49, 52, 53, 54, 60, 61, 64, 65, 66, 70, 71, 72, 73, 76, 77, 78, 79, 82, 83, 85, 88, 89, 95, 97, 100, 101, 102, 103, 106, 107, 108, 109, 112, 113, 114, 118, 120, 121, 123, 124; Getty Images: S. 10; Istock: S. 35, 47, 55, 59, 91, 115, 126, 127;
Stocksy: S. 90, 94, 125;
Westend 61: S. 84, 96;

Syndication:
www.seasons.agency

Bildredaktion:
Nele Schneidewind

Dieses Buch entstand durch Finanzierung und in enger Kooperation mit der Pfizer Pharma GmbH. Dr. Sven Caßens, Dr. Hans-Joachim Greiler und Dietmar Kubach sind Mitarbeiter der Firma Pfizer. Die Autoren Dieter Cullmann, PD Dr. Jacqueline Detert, Dr. Dirk Höppner, Dr. Jan-Peter Jansen, Andreas Stockert und Werner Tiki Küstenmacher haben für ihre Mitarbeit ein Honorar von Pfizer erhalten.

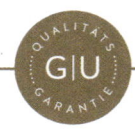

LIEBE LESERINNEN UND LESER,

wir wollen Ihnen mit diesem Buch Informationen und Anregungen geben, um Ihnen das Leben zu erleichtern oder Sie zu inspirieren, Neues auszuprobieren. Wir achten bei der Erstellung unserer Bücher auf Aktualität und stellen höchste Ansprüche an Inhalt und Gestaltung. Alle Anleitungen und Rezepte werden von unseren Autoren, jeweils Experten auf ihren Gebieten, gewissenhaft erstellt und von unseren Redakteuren/innen mit größter Sorgfalt ausgewählt und geprüft.
  Haben wir Ihre Erwartungen erfüllt? Sind Sie mit diesem Buch und seinen Inhalten zufrieden? Wir freuen uns auf Ihre Rückmeldung. Und wir freuen uns, wenn Sie diesen Titel weiterempfehlen, in Ihrem Freundeskreis oder bei Ihrem online-Kauf.
  Sollten wir Ihre Erwartungen so gar nicht erfüllt haben, tauschen wir Ihnen Ihr Buch jederzeit gegen ein gleichwertiges zum gleichen oder ähnlichen Thema um.

KONTAKT ZUM LESERSERVICE

GRÄFE UND UNZER VERLAG
Grillparzerstraße 12
81675 München
www.gu.de

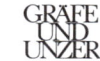

Ein Unternehmen der
GANSKE VERLAGSGRUPPE

 www.facebook.com/gu.verlag